# Cannabis in der Apotheke

## Erwerb – Abgabe – Beratung

3., überarbeitete Auflage

Christian Ude
Mario Wurglics

# Cannabis in der Apotheke

## Erwerb – Abgabe – Beratung

3., überarbeitete Auflage

Christian Ude
Mario Wurglics

Govi

3., überarbeitete Auflage 2020
ISBN 978-3-7741-1443-2 (E-Book) ISBN 978-3-7741-1442-5 (Buch)

Apothekerhaus Eschborn, Carl-Mannich-Straße 26, 65760 Eschborn
avoxa.de; govi.de

Titelbild: ©fotolia – emer
Satz: Fotosatz Buck, Kumhausen/Hachelstuhl
Druck und Verarbeitung: Beltz Grafische Betriebe GmbH, Bad Langensalza
Printed in Germany

Bibliografische Information der Deutschen Nationalbibliothek
Die Deutsche Nationalbibliothek verzeichnet diese Publikation in der Deutschen Nationalbibliografie; detaillierte bibliografische Daten sind im Internet über http://dnb.d-nb.de abrufbar.

**Wichtiger Hinweis**

Medizin als Wissenschaft ist ständig im Fluss. Forschung und klinische Erfahrungen erweitern unsere Kenntnisse, insbesondere was Behandlung und medikamentöse Therapie anbelangt. Soweit in diesem Werk eine Dosierung oder eine Applikation erwähnt wird, darf der Leser zwar darauf vertrauen, dass Autoren, Herausgeber und Verlag größte Mühe darauf verwandt haben, dass diese Angabe genau dem Wissensstand bei Fertigstellung des Werkes entspricht. Dennoch ist jeder Benutzer aufgefordert, die Beipackzettel der verwendeten Präparate zu prüfen, um in eigener Verantwortung festzustellen, ob die dort gegebene Empfehlung für Dosierungen oder die Beachtung von Kontraindikationen gegenüber der Angabe in diesem Buch abweicht. Das gilt besonders bei selten verwendeten oder neu auf den Markt gebrachten Präparaten und bei denjenigen, die von zuständigen Behörden in ihrer Anwendbarkeit eingeschränkt worden sind. Geschützte Handelsnamen (Warenzeichen) wurden nicht besonders kenntlich gemacht. Aus dem Fehlen eines solchen Hinweises kann also nicht geschlossen werden, dass es sich um einen freien Warennamen handelt.
Die überwiegende Verwendung der männlichen Form (z. B. Apotheker) geschieht ausschließlich aus Gründen der besseren Lesbarkeit und stellt keine Diskriminierung dar.
Die abgebildeten Rezepte entsprechen nicht in allen Kriterien den formellen gesetzlichen Anforderungen und sollen nur die Verordnung illustrieren.

# Inhaltsverzeichnis

# 1 Einleitung

Cannabis ist eine der ältesten Kulturpflanzen. Wir kennen Cannabis in Deutschland als die am häufigsten konsumierte illegale Rauschdroge. Mit der Gesetzesänderung am 10.3.2017 ist ein spektakulärer Wandel vollzogen worden: Aus einer illegalen Rauschdroge wurde ein verschreibungs- und verkehrsfähiges Arzneimittel für schwerkranke Patienten. Diese Gesetzesänderung führt zu einer Lockerung beim Einsatz von Cannabis und daraus abstammenden Präparaten. Wir schreiben an dieser Stelle ganz bewusst „gelockert" und nicht „neu eingeführt", denn bereits vor dem 10.3.2017 standen Therapieoptionen auf Basis von Cannabis zur Verfügung. Was steckt also hinter diesem neuen Gesetz und welche Konsequenzen ergeben sich aus dieser Gesetzesänderung? Was muss in der Apotheke beim Umgang, bei der Abgabe und auch bei der Abrechnung beachtet werden? Fragen über Fragen, die im Folgenden sehr nah an unserer täglichen Praxis aufgearbeitet werden sollen.

Zunächst muss festgehalten werden, dass alle aktuellen Gesetzesänderungen lediglich den therapeutischen Einsatz von Cannabis betreffen. Ausschließlich für einen pharmazeutisch-medizinischen Einsatz von Cannabis hat es Änderungen auf Basis des Beschlusses des Deutschen Bundestages vom 19.01.2017 gegeben – im Übrigen ein einstimmiger Beschluss des Parlaments. Anbau, Beschaffung oder die Anwendung von Cannabis zu Genusszwecken oder als Rauschdroge waren und sind nach wie vor verboten. Änderungen in diesem Bereich werden zwar aktuell an einigen Stellen diskutiert, welche Veränderungen aber tatsächlich eintreten werden, bleibt abzuwarten. Daher beschäftigt sich dieses Buch auch nahezu ausschließlich mit dem therapeutischen Einsatz von Cannabis, denn nur dieser ist für die Apotheke relevant. Es wäre außerordentlich wünschenswert, wenn einerseits die Cannabis-Pflanze grundsätzlich wie jede andere Arzneipflanze betrachtet und Zubereitungen nicht auf die Pflanze reduziert würden; und wenn andererseits eine emotionslose, wissenschaftlich fundierte Bewertung und ein evidenzbasierter Einsatz Cannabis-basierter Arzneimittel eine Selbstverständlichkeit wären.

Bei jeglicher Betrachtung dieses Themas muss sehr genau differenziert werden, welche Form von Cannabis zum Einsatz kommt: Cannabis-Droge, pflanzliche Zubereitungen wie Extrakte oder die wirksamkeitsbestimmenden Inhaltsstoffe wie Dronabinol als Fertigarzneimittel bzw. Rezeptur. Schlussendlich steht seit dem 1.1.17 auch der Wirkstoff Nabilon, ein vollsynthetisch hergestelltes Derivat von Dronabinol, als Fertigarzneimittel (Canemes®) zur Verfügung. Alle diese Varianten stellen letztlich auf Cannabis zurückzuführende Therapieoptionen dar, sind aber vor allem in ihren pharmakokinetischen Eigenschaften und Indikationen sehr unterschiedlich.

Ebenfalls spielt die genaue Betrachtung der klinischen Wirksamkeit eine zentrale Rolle. Leider kann nicht erwartet werden, dass Cannabis und seine Zubereitungsvarianten nun als „Wundermittel" jegliche therapeutischen Probleme und „Lücken" in den entsprechenden Indikationen lösen. Vielmehr muss sehr genau analysiert werden, für welche Patienten ein Einsatz von Cannabis sinnvoll ist.

Für die Apothekenpraxis ist das Wissen rund um die klinische Wirksamkeit vor allem im Gespräch und bei Rückfragen von Ärzten wertvoll und unerlässlich. In diesem interdisziplinären Austausch kann und soll die pharmazeutische Kompetenz und das Wissen rund um Cannabis eingebracht werden. Darüber hinaus quälen uns jedoch eine ganze Menge Fragen rund um die Handhabung, Abgabe, Beratung und Abrechnung in Bezug auf Cannabis. Letztlich handelt es sich um die Kombination aus allseits bekannten, alltäglichen Apothekensituationen: Wir haben eine pflanzliche Droge, die es zu prüfen und zu verarbeiten gilt. Weiterhin ist diese Droge ein Betäubungsmittel. Nicht selten müssen Herstellung und Rezeptur mit allen Anforderungen und Dokumentationen durchgeführt werden. Schlussendlich bedarf es einer fundierten Beratung des Patienten bei der Abgabe vor allem in Bezug auf die Compliance, Handhabung und Anwendung.

Zusätzlich muss verstanden werden, dass Cannabis-Droge nicht gleich Cannabis-Droge ist. Das Vorhandensein von sehr vielen unterschiedlichen Varietäten, die sich in ihrem Gehalt an $\Delta^9$-Tetrahydrocannabinol (THC) und Cannabidiol (CBD) unterscheiden, erfordert besondere Aufmerksamkeit beim Umgang mit den Drogen in der Apotheke und bei der Beratung von Ärzten und Patienten.

Es ergeben sich zahlreiche neue Aufgaben für die Apotheke, die aus therapeutischer Sicht auch kritisch zu hinterfragen sind, aber da sie politisch geschaffen wurden, gut in der Apotheke umsetzbar sind. Somit kann die Apotheke einen wertvollen Beitrag zu unserem Gesundheitssystem leisten.

Seit einigen Monaten rückt zunehmend Cannabidiol (CBD) in Form von „Nicht-Arzneimitteln" in den Fokus von Patienten, Ärzten und Apotheken. Da CBD in jeder Konzentration der Verschreibungspflicht unterliegt, versuchen Firmen diese Öle als Nahrungsergänzungsmittel legal auf den Markt zu bringen. Aktuell herrscht große Unsicherheit, ob ein Handel damit – vor allem auch in den Apotheken – erlaubt und bedenkenlos möglich ist. Eine klare Vorgabe seitens der zuständigen Behörden fehlt bedauerlicherweise flächendeckend. Allerdings ist ein fehlendes Verbot der Abgabe solcher Zubereitungen nicht mit einer Erlaubnis gleichzusetzen. Diese Öle sind aus Sicht der Apotheken zweifelsfrei mit einer pharmakologischen Wirkung verbunden. Da es sich allerdings um Nahrungsergänzungsmittel und damit per Definition um Lebensmittel und eben nicht um Arzneimittel handelt, sind Qualität, Wirksamkeit und Unbedenklichkeit nicht gewährleistet. Im weiteren Verlauf dieses Buches wird detaillierter auf diesen „CBD-Hype" eingegangen. Wichtig ist jedoch ohne Zweifel, dass für die Apotheken auch hier eine pharmazeutisch wissenschaftliche Betrachtung im Sinne eines Arzneimittels stehen muss und nicht nur zur Befriedigung einer Kundennachfrage Präparate abgegeben werden sollten, für die eine Verantwortung vor allem im Sinne von Unbedenklichkeit nicht zu übernehmen ist. Eigentlich verwundert die gesamte Diskussion rund um CBD sowieso: Es handelt sich um eine verschreibungspflichte Substanz. Damit dürfte eine Abgabe von CBD nur nach ärztlicher Verordnung in Form von Rezepturarzneimitteln oder neuerdings in Form des Fertigarzneimittels Epidyolex® erfolgen.

# 2 Botanik und Inhaltsstoffe

## 2.1 Cannabis – Hanf

Cannabis stammt vermutlich aus der Himalaya-Region, ist aber mittlerweile auf der ganzen Welt verbreitet und gehört zu den ältesten Nutzpflanzen überhaupt. In Ostasien und Europa stand lange Zeit die Fasergewinnung und Samenproduktion im Vordergrund. Auf einen hohen THC-Gehalt wurde kein Wert gelegt. Dagegen stand in Indien, Afrika, Südasien und dem Mittleren Osten die psychoaktive Wirkung im Vordergrund.

## 2.2 Taxonomie

Cannabis gehört zur Familie der Hanfgewächse (Cannabaceae), zu der auch weitere bekannte Gattungen, wie etwa der Hopfen, zählen. Unklarheit herrscht bis heute darüber, wie viele Arten die Gattung Cannabis enthält. Ursprünglich war Carl von Linné von nur einer Art *Cannabis sativa* (Gewöhnlicher Hanf) ausgegangen. Lamarck führte später *Cannabis indica, den* Indischen Hanf, aufgrund morphologischer Merkmale und der berauschenden Wirkung als eigene Art ein. Der russische Botaniker Dmitrij E. Janischewsky beschrieb im frühen 20. Jahrhundert noch *Cannabis ruderalis* als dritte Art. Bis heute ist die Systematik der Gattung noch nicht abschließend geklärt. Ob es sich nun um drei eigenständige Arten oder doch nur um eine Art *Cannabis sativa* mit mehreren Unterarten handelt, ist Gegenstand wissenschaftlicher Diskussionen. Einen wichtigen Beitrag dazu lieferte Karl W. Hillig, indem er eine genetische Untersuchung an 157 Populationen weltweit durchführte, und dabei zumindest *Cannabis sativa* und *Cannabis indica* als eigenständige Arten bestätigten konnte (Hillig, 2005). Die Eigenständigkeit von *Cannabis ruderalis* konnte jedoch nicht sicher nachgewiesen werden. Eine spätere Arbeit zur Chemotaxonomie der Gattung bestätigte diese Ergebnisse (Hillig and Mahlberg, 2004). In den taxonomischen Datenbanken (The Plant List, Integrated Taxonomic Information System) wird dennoch weiterhin an einer monotypischen Gattung mit entsprechenden Unterarten festgehalten. Dies hat weitreichende Folgen für die pharmazeutische Betrachtung, da in der Monographie des Deutschen Arzneibuchs explizit nur *Cannabis sativa* genannt wird. Entsprechend der monotypischen Betrachtung wäre die Subspecies Cannabis sativa subsp. indica in dieser Monographie eingeschlossen und damit ebenfalls offizinell. Abseits der Diskussion um die korrekte botanische Einordnung und Bezeichnung gilt es zu berücksichtigen, dass zahllose gezüchtete Sorten, auf dem illegalen und legalen Markt verfügbar sind. Diese Sorten, ob nun *indica* oder *sativa*, unterscheiden sich massiv in ihrem Inhaltsstoffspektrum (siehe Tabelle 5 S. 39). Für die pharmazeutische Praxis bietet sich daher die Bezeichnung *Cannabis & Sorte*, zum Beispiel *Cannabis Sorte Bedrocan,* an.

## 2.3 Hanfpflanze

*Cannabis sativa* bzw. *indica* sind einjährige, krautige Pflanzen. Die Pflanzen werden bis zu 7 m hoch und sterben nach der Samenreife ab. Das äußere Erscheinungsbild mit den gezahnten, handförmigen Blättern ist äußerst markant. *Cannabis sativa* zeichnet sich durch lange, schmal gezackte Blätter aus. Die Reifezeit beträgt ca. 8 bis 15 Wochen. Demgegenüber hat *Cannabis indica* kompakte, kurze Äste und breite, kurze, dunkelgrüne bis lilafarbene Blätter. Der Wuchs ist dicht und in die Breite gehend. *Cannabis indica* benötigt bis zur Blüte nur rund sechs bis neun Wochen.

Cannabis ist eine zweihäusige Pflanze. Männliche Blütenstände sind in losen Rispen, weibliche in Trauben angeordnet (Novak, 2017). Nur die weiblichen Blütenstände bilden Cannabinoide in nennenswerter Menge. In den Wurzeln, Stängeln und Blättern sind kaum Cannabinoide zu finden. Ausnahmen bilden nur blütenstandsnahe Blätter.

## 2.4 Inhaltsstoffspektrum und Sorten

Die Hanfpflanze zeigt ein sehr breites Repertoire an Inhaltsstoffen. Mehr als 400 verschiedene Strukturen wurden bereits identifiziert. Mit rund 100 Vertretern stellen die Cannabinoide die wohl interessanteste Wirkstoffgruppe aus Cannabis dar. Diese Cannabis-exklusiven Terpenphenole zeigen ein weit gefächertes Wirkspektrum, das vom psychoaktiven THC bis zum nicht psychoaktiven CBD reicht. Diese beiden Hauptcannabinoide liegen in der Pflanze als pharmakologisch unwirksame Carbonsäuren vor, die erst durch Hitze oder UV-Bestrahlung decarboxyliert werden. Der Gehalt an THC bzw. CBD schwankt dabei von Sorte zu Sorte enorm. So gibt es Genotypen, die nahezu frei von THC sind, während andere bis zu 27 % THC enthalten, dafür aber kaum CBD.

Um einen besseren Überblick zu erhalten, werden die Cannabispflanzen drei verschiedenen Chemotypen zugeordnet, die auf dem Verhältnis von THC und CBD basieren.

- Chemotyp I: THC/CBD-Verhältnis übersteigt 1 bei Weitem, THC-Gehalt > 0,3 %, CBD-Gehalt < 0,5 % – Verwendung als Drogenhanf.
- Chemotyp II: THC/CBD-Verhältnis liegt bei etwa 1, THC-Gehalt > 0,3 %, CBD-Gehalt > 0,5 %.
- Chemotyp III: THC/CBD-Verhältnis liegt weit unter 1, THC-Gehalt < 0,3 %, CBD-Gehalt > 0,5 % – Verwendung als Faserhanf.

In den letzten Jahrzehnten wurde allerdings vermehrt Wert auf hohe THC-Gehalte gelegt. In Abhängigkeit von Genotyp, Kultur- und Erntebedingungen konnte der THC-Gehalt in der Blütendroge von rund 8 % auf über 20 % gesteigert werden (Novak, 2017).

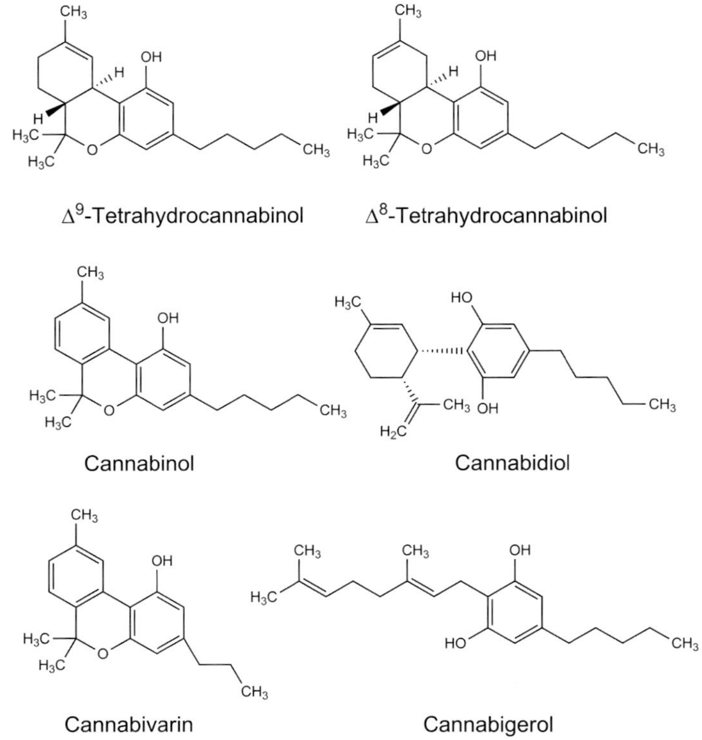


**Abbildung 1: Strukturen Cannabinooide**

Im EU-Sortenkatalog sind derzeit 17 offizielle Sorten registriert, die unter bestimmten Auflagen legal im Freiland angebaut werden dürfen. Dabei handelt es sich ausschließlich um Faserhanf mit geringem THC-Gehalt. Für THC-reiche Sorten gibt es nur in wenigen EU-Staaten überhaupt eine Anbauerlaubnis und diese sieht dann vor, dass diese Sorten in streng überwachten Gewächshäusern gezogen werden (Novak, 2017). Derzeit werden Sorten mit unterschiedlichen THC- und CBD-Gehalten gezüchtet.

In Deutschland wird die neu gegründete Cannabis-Agentur beim Bundesinstitut für Arzneimittel und Medizinprodukte (BfArM) Bewilligungen für den Anbau erteilen und dann die gesamte Ernte in Besitz nehmen. Das BfArM geht davon aus, dass ab dem 4. Quartal 2020 Cannabis zu medizinischen Zwecken aus dem Anbau in Deutschland zur Verfügung stehen wird. Bis dahin muss die Versorgung mit Cannabis durch Importe, vor allem aus den Niederlanden oder aus Kanada, sichergestellt werden.

Von besonderer Bedeutung ist die Einhaltung von Qualitätsstandards, vom Anbau über die Kultivierung bis zur Ernte und Lagerung. So kann die THC-Ausbeute durch erhöhte Temperaturen und Trockenheit gesteigert werden. Nach der Ernte müssen die Blütenstände rasch getrocknet werden.

Bei der Lagerung besteht die Gefahr, dass THC abgebaut wird. Einerseits führt Sauerstoffkontakt zur Oxidation von THC, während Lichteinstrahlung in erster Linie die Polymerisierung von THC beschleunigt. Literaturberichten zufolge verlieren Cannabisblüten bei Lagerung bei Raumtemperatur ca. 3 bis 5 % des THC-Gehalts monatlich (Liskow, 1970). THC wird langsam zu Cannabinol (CBN) abgebaut. Dem widersprechen Fairbairn und Kollegen jedoch und sehen einen signifikanten Abbau in erster Linie bei Kontakt mit Sauerstoff, während Lichteinwirkung und Lagerung bei Raumtemperatur nur einen geringen Einfluss haben (Fairbairn, Liebmann and Rowan, 1976). Mit Einführung der DAB-Monographie *Cannabis flos* ist die Lagerung bei Raumtemperatur, aber unter Lichtschutz und Sauerstoffausschluss, möglich. Dieser Ansatz entspricht weitgehend den wissenschaftlichen Erkenntnissen und ist damit nachvollziehbar. Zu beachten gilt, dass der Extrakt Nabiximols, der Wirkstoff im Fertigarzneimittel Sativex® sowie ggf. einige der auf dem Markt befindlichen Cannabis-Extrakte (unbedingt wechselnde Lagerungsbedingungen seitens der Hersteller beachten) im Kühlschrank zu lagern sind.

# 3 Pharmakologie der Cannabinoide

Obwohl Cannabis seit Jahrtausenden wegen der psychotropen Wirkung seiner Inhaltsstoffe bekannt und genutzt wird, war die genaue Wirkweise bis vor 25 Jahren kaum erforscht. Mit der Aufklärung der chemischen Strukturen der bedeutendsten Cannabinoide THC und CBD durch den israelischen Forscher Raphael Mechoulam in den 1960er-Jahren konnte die gezielte Suche nach Targets im Organismus beginnen.

## 3.1 Cannabinoid-Rezeptoren

Erst zu Beginn der 1990er-Jahre des letzten Jahrhunderts wurde eine Zielstruktur der Cannabinoide im Zentralen Nervensystem (ZNS) identifiziert (Matsuda *et al.*, 1990). Wenige Jahre später kam ein weiterer Rezeptor hinzu, der jedoch vorwiegend peripher exprimiert wird (Munro, Thomas and Abu-Shaar, 1993). Bei diesen als $CB_1$ (zentral) und $CB_2$ (peripher) bezeichneten Rezeptoren handelt es sich um G-Protein-gekoppelte Rezeptoren, die am präsynaptischen Axon lokalisiert sind.

$CB_1$-Rezeptoren gehören zu den am häufigsten auftretenden G-Protein-gekoppelten Rezeptoren im Gehirn. Regionen besonderer Dichte sind Rückenmark, Cortex, Basalganglien und Cerebellum, sowie Medulla, Hypothalamus und Hippocampus. Nur wenige $CB_1$-Rezeptoren sind dagegen im Hirnstamm zu finden (Tsang and Giudice, 2016). Interessant ist dabei, dass Cannabinoid-Rezeptoren an der Regulation vitaler Lebensfunktionen nicht beteiligt sind. So finden sich zum Beispiele keine $CB_1$-Rezeptoren im Atemzentrum.

$CB_2$-Rezeptoren findet man hauptsächlich in lymphatischen Organen, wie Milz oder Tonsillen, oder in Immunzellen, wie Monocyten, B- oder T-Zellen. Im ZNS sind nur wenige $CB_2$-Rezeptoren zu finden. Ihre Aktivierung wird in erster Linie mit antiinflammatorischen und immunmodulatorischen Effekten in Verbindung gebracht (Tsang and Giudice, 2016). Jüngere Untersuchungen deuten darauf hin, dass $CB_2$-Rezeptoren auf Gliazellen im ZNS im Normalfall nur in geringem Maße exprimiert werden. Dies kann sich jedoch ändern, wenn eine aktive Entzündung vorliegt (Bie *et al.*, 2018). Damit könnten $CB_2$-Rezeptoren interessante therapeutische Targets bei neuropathischen Schmerzen und neurodegenerativen Erkrankungen wie Alzheimer-Krankheit, sein. Von Vorteil ist dabei, dass keine psychotropen Effekte bei der Aktivierung von $CB_2$-Rezeptoren auftreten. Hier sind weitere Untersuchungen dringend erforderlich.

Endogene Liganden für diese Rezeptoren, sogenannte Endocannabionide, wurden erst später entdeckt. Dabei handelt es sich vorwiegend um Derivate der Arachidonsäure. Unter den zahlreichen Endocannabinoiden stellen Anandamid und 2-Arachadionylglycerol (2-AG) die bedeutendsten Vertreter dar.

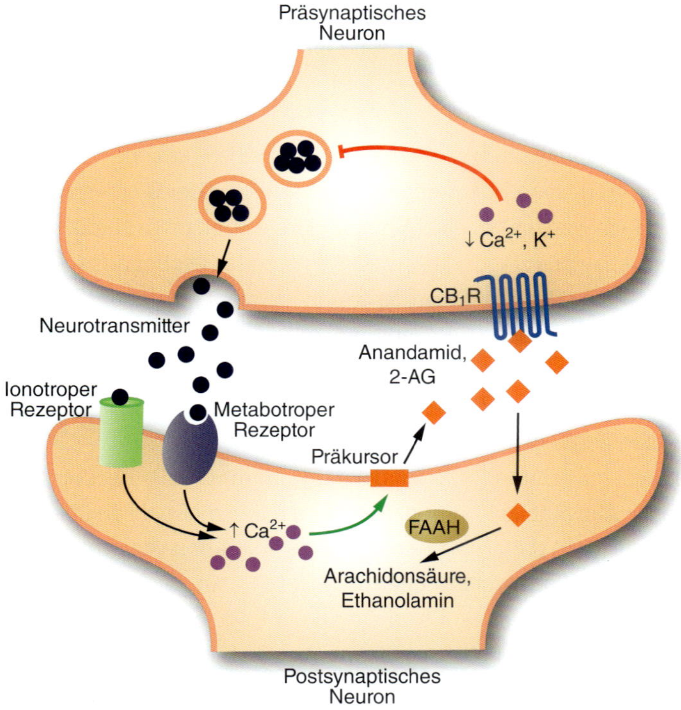


Abbildung 2: CB-Rezeptor-Signalkaskade. Endocannabinoide (z. B. Anandamid oder 2-AG) werden vom postsynaptischen Neuron bei Bedarf aus Präkursoren gebildet und in den synaptischen Spalt freigesetzt. Dort aktivieren sie die in der präsynaptischen Zellmembran verankerten Cannabinoid-Rezeptoren. Hemmung der Neurotransmitterfreisetzung aus dem präsynaptischen Neuron in den synaptischen Spalt (Abbildung: I. Zündorf).

## 3.2 Retrograde Transmission

Endocannabinoide werden vom postsynaptischen Neuron gebildet, wenn Glutamat-Rezeptoren, wie zum Beispiel NMDA-, AMPA- oder Kainat-Rezeptoren, aktiviert wurden. Nach Freisetzung der Endocannabinoide in den synaptischen Spalt erfolgt eine Aktivierung der Cannabinoid-Rezeptoren am präsynaptischen Neuron. Dieser dem klassischen Weg der Neurotransmission entgegengesetzt laufende Aktivierungsweg wird als retrograde Transmission bezeichnet. Der Aktivierung der Cannabinoid-Rezeptoren folgt eine Vielzahl von Effekten. Im Vordergrund steht die Hemmung der Adenylylcyclase-Aktivität. Dadurch werden Kalium-Kanäle geöffnet und spannungsabhängige Calcium-Kanäle inaktiviert. Die dadurch ausgelöste Beeinflussung des Membranpotentials führt zur Hemmung der Neurotransmitter-Freisetzung in den synaptischen Spalt. Besonders betroffen davon ist der exzitatorische Neurotransmitter Glutamat und $\gamma$-Aminobuttersäure (GABA), aber auch andere Neurotransmitter können betroffen sein. Es kommt also zu einer verminderten Informationsweiterleitung innerhalb der jeweiligen Gehirnregion (Maejima *et al.*, 2001)(Wilson and Nicoll, 2001)(Höllein, 2016).

## 3.3 Cannabinoid-Rezeptor-vermittelte physiologische und pathophysiologische Effekte

Eine Aktivierung der Cannabinoid-Rezeptoren bewirkt eine verminderte exzitatorische Neurotransmission, die im Grunde, entsprechend der Verteilung der $CB_1$-Rezeptoren im ZNS, als angenehm empfunden wird und zu einer Entspannungssituation mit reduzierter Bewegungsaktivität, gesteigertem Appetit und einer Verstärkung des Belohnungssystems führt. Darüber hinaus wird über die reduzierte neuronale Aktivität nicht zuletzt das Schmerzempfinden vermindert. Die hohe Dichte an $CB_1$-Rezeptoren im Brechzentrum könnte die antiemetische Wirkung, eventuelle über eine verminderte dopaminerge Neurotransmission, erklären. Eine verminderte GABA-Freisetzung könnte mit der Modulation emotionaler Prozesse in Verbindung stehen (Wilson and Nicoll, 2001).

Periphere Effekte sind in erster Linie auf die Aktivierung von $CB_2$-Rezeptoren zurückzuführen. Die funktionelle Aktivität von Immunzellen wird dabei maßgeblich über $CB_2$-Rezeptoren reguliert. Im Zentrum steht dabei eine Hemmung der Migration verschiedener Immunzellen. Im Gastrointestinaltrakt finden sich neben $CB_2$-Rezeptoren auch eine nicht unerhebliche Zahl an $CB_1$-Rezeptoren. Gemeinsam sind sie an der Regulation der Motilität, der Barriere- und Immunfunktion und der Nahrungsaufnahme beteiligt. Im Herzkreislaufsystem zeigt die Aktivierung der unterschiedlichen Cannabionid-Rezeptoren entgegengesetzte pharmakologische Effekte. Während eine Aktivierung von $CB_1$-Rezeptoren proinflammatorisch wirkt und zur Fibrosierung führt, zeigt die Aktivierung von $CB_2$-Rezeptoren protektive Effekte. Eine ähnliche Situation besteht auch im Lebergewebe, in dem die Dichte an Cannabinoid-Rezeptoren jedoch gering ist (Maccarrone *et al.*, 2015).

## 3.4 Pharmakodynamik der Cannabinoide

Zu beachten ist, dass in der Pflanze kaum THC vorliegt, sondern überwiegend THC-Säure. Eine Decarboxylierung und Umwandlung zu THC erfolgt z. B. durch Erhitzen oder Bestrahlung mit UV-Licht. Eine Transformation im Organismus gilt als unwahrscheinlich, wie in einem Rattenmodell gezeigt werden konnte (Jung *et al.*, 2009).

THC ist das bekannteste Phytocannabinoid aus *Cannabis sativa*. Seine Bedeutung verdankt es der ausgeprägten psychotropen Wirkung. Diese resultiert aus den orthosterischen Bindungen an den CB-Rezeptoren. THC wirkt dabei als Partialagonist an beiden Rezeptortypen, mit einer leichten Präferenz den für $CB_1$-Rezeptor. Die $K_i$-Werte liegen im einstelligen nanomolaren Bereich (Pertwee, 2008).

Zusätzlich zu seinen Wirkungen auf die Endocannabinoid-Rezeptoren bindet oder moduliert THC mehrere andere Rezeptoren oder Ionenkanäle in submikromolaren oder mikromolaren Konzentrationen, einschließlich der transienten Rezeptorpotential- (TRP-) Kationenkanäle TRPA1, TRPV2 und TRPM8, des Orphan-G-Protein-gekoppelten Rezeptors GPR55, des

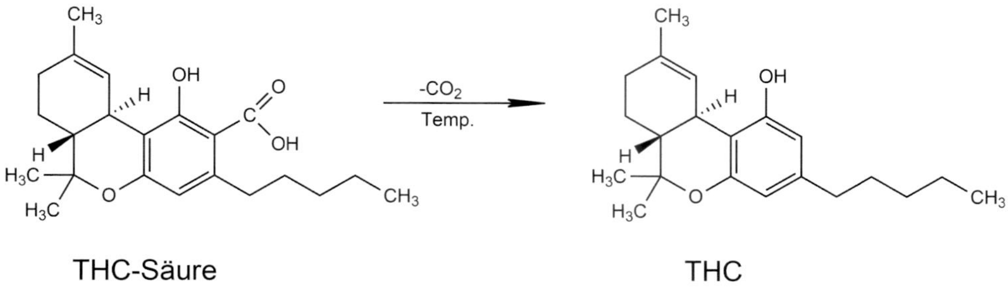


**Abbildung 3: Decarboxylierung von $\Delta^9$-Tetrahydrocannabinolsäure zu THC**

Serotonin-Rezeptors 5-$HT_{3A}$, sowie des Peroxisom-Proliferator-aktivierten Rezeptor-Gamma PPAR$\gamma$ und der Opioid-Rezeptoren $\mu$ und $\delta$. Die funktionellen Konsequenzen der Aktivierung dieser Targets durch THC *in vivo* sind bisher noch nicht vollständig verstanden (Gaston and Friedman, 2017).

Dronabinol ist der Internationale Freiname (INN) für den Wirkstoff $\Delta^9$-Tetrahydrocannabinol. Es kann partialsynthetisch hergestellt oder aus Faserhanf extrahiert werden. Pharmakodynamisch unterscheidet es sich demnach nicht von THC aus Cannabis.

Der Gehalt am schwach psychoaktiven Cannabinol in Cannabis ist sehr gering. Dennoch besitzt CBN eine gewisse Bedeutung, da es als Metabolit im Organismus auftauchen kann. Die Affinität zu den CB-Rezeptoren ist, verglichen mit THC, jedoch deutlich geringer, wobei der $CB_2$-Rezeptor präferiert wird. $K_i$-Werte liegen im Bereich von ungefähr 100 nM (Pertwee, 2008).

Die Cannabidiol-Konzentration in Cannabis kann bis zu 20 % erreichen und damit in bestimmten Varietäten den Hauptinhaltsstoff darstellen. Die Pharmakodynamik von Cannabidiol ist komplex.

CBD hat nur eine sehr geringe Affinität zu $CB_1$- und $CB_2$-Rezeptoren ($K_i$ jeweils ungefähr 4 µM) und wirkt als indirekter Antagonist zu deren Agonisten (Pertwee, 2008)(Mechoulam *et al.*, 2007). Interessanterweise blockiert CBD die Wirkung des THCs jedoch nicht, sondern potenziert diese sogar noch. Dieser Effekt könnte an einer durch CBD bedingten Erhöhung der $CB_1$-Rezeptorendichte liegen (Hayakawa *et al.*, 2008).

Die analgetische Wirkung von CBD könnte jedoch, unabhängig vom Endocannabinoid-System, an einer Desensitivierung des TRPV1-Kanals (transient receptor potential cation channel subfamily V member 1; Vanilloid-Rezeptor) liegen (Bisogno *et al.*, 2001). CBD aktiviert TRPV1 mit einem $EC_{50}$-Wert von 3,2–3,5 µM und ist damit vergleichbar mit Capsaicin (Russo, 2016). Ein weiteres Target für CBD ist der Orphan Receptor GPR55, an dem es als Antagonist wirkt. GPR55 ist möglicherweise ein Target für die Behandlung von Entzündungen und Schmerzen (Staton *et al.*, 2008).

Cannabidiol wirkt zudem auch noch über weitere Ionen-Kanäle und Rezeptoren. So blockiert CBD spannungsgesteuerte Calciumkanäle vom T-Typ (T-type voltage gated calcium channels), die unter anderem auch durch verschiedene Antiepileptika, wie etwa Zonisamid oder Ethosuximid, gehemmt werden (Gaston and Friedman, 2017). Darüber hinaus aktiviert es 5-$HT_{1A}$- und 5-$HT_{2A}$-Rezeptoren, während es 5-$HT_{3A}$-Rezeptoren blockiert.

Nabilon ist ein vollsynthetisches Derivat des THCs, das zur Behandlung von Übelkeit und Erbrechen im Rahmen einer Chemotherapie zugelassen ist. Wie THC bindet Nabilon auch an beiden Cannabinoid-Rezeptoren. $K_i$-Werte für $CB_1$- und $CB_2$-Rezeptoren liegen bei ca. 1 bis 2 nM (Pertwee, 2008). Die antiemetische Wirkung geht vermutlich einerseits auf eine Aktivierung peripherer $CB_1$-Rezeptoren zurück, die eine verminderte intestinale Motilität bedingen, und andererseits auf eine Beeinflussung zentraler $CB_1$-Rezeptoren im Brechzentrum (Parker, Rock and Limebeer, 2011).

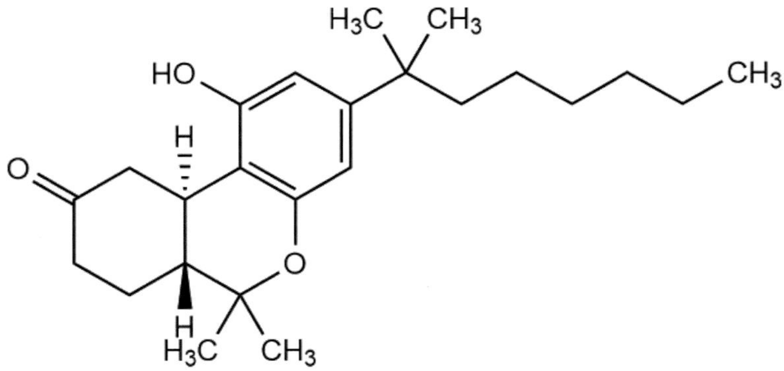


**Abbildung 4: Struktur Nabilon**

Nabilon scheint jedoch deutlich potenter zu sein, als es die $K_i$-Werte vermuten lassen. Im Tiermodell war Nabilon nach i. p. Injektion dreimal wirksamer als THC (Järbe *et al.*, 2012).

Die größten Vorteile von Nabilon im Vergleich zu THC/Dronabinol dürften in der besseren Bioverfügbarkeit (> 60 %), der geringeren Metabolisierungsrate und der daraus resultierenden längeren Wirkdauer (> 6 Stunden) liegen. Eine geringere Dosierungshäufigkeit geht klar mit einer besseren Patientencompliance einher. Des Weiteren lässt sich anhand des Metabolitenprofils leicht erkennen, ob der Patient nur Nabilon einnimmt, oder nebenbei auch Cannabis konsumiert.

Tabelle 1 zeigt übersichtsartig die jeweiligen Targets der wesentlichen wirksamkeitsbestimmenden Inhaltsstoffe.

| | |
|---|---|
| **$\Delta^9$-Tetrahydro-cannabinol (THC)** | $CB_1$, $CB_2$ |
| | TRPA1, TPRV2, TRPM8 |
| | GPR55 |
| | $5\text{-}HT_{3A}$ |
| | PPAR |
| | µ- und δ-Opioidrezeptoren |
| | α-Adrenorezeptoren |
| | Spannungsabhängige Calcium-, Kalium- und Natrium-Ionenkanäle (VGCC, VGKC, VGSC) |
| **$\Delta^9$-Tetrahydro-cannabinolsäure (THCA)** | TRPA1, TRPV4, TRPM8 |
| | Diacylglycerollipase a (DLGa) |
| | COX 1, COX 2 |
| **9-Tetrahydro-cannabivarin (THCV)** | $CB_1$ $CB_2$ |
| | GPR55 |
| | TRPA1, TRPV1-4 |
| **Cannabidiol (CBD)** | TRPV1 |
| | Spannungsabhängige Calcium- und Natrium-Ionenkanäle (VGCC, VGSC) |
| | $5\text{-}HT_1$ A, $5\text{-}HT_{2A}$, $5\text{-}HT_{3A}$ |
| | GPR55 |
| | Adenosin-Rezeptoren $A_1$ und $A_2$ |
| | Voltage-dependent anion-selective channel 1 (VDAC1) |
| | TNFα |
| **Cannabidivarin** | $CB_1$- und $CB_2$-unabhängig; wenige Daten vorhanden |

Tabelle 1: Targets der verschiedenen Cannabinoide

# 4 Pharmakokinetik der Cannabinoide

Die Kenntnis der Pharmakokinetik der wichtigsten Cannabinoide ist von großer Bedeutung. Kenntnisse über die Dauer bis zum Wirkbeginn, die Länge der Wirkung und deren Ausmaß können zu einer Verbesserung des therapeutischen Effekts und zu einer Minimierung der unerwünschten Arzneimittelwirkungen führen, wenn die jeweils geeignete Zubereitung ausgewählt wird. Cannabis und Cannabis-Zubereitungen werden auf die unterschiedlichsten Weisen konsumiert. Die dabei am häufigste genutzte Form ist das Rauchen oder Inhalieren mittels Wasserpfeife. Mittlerweile gibt es aber auch Zubereitungen für die orale Einnahme sowie spezielle Oromucosal-Sprays. Resorptionsrate und -geschwindigkeit schwanken dabei erheblich in Abhängigkeit von Formulierung und der Art der Applikation.

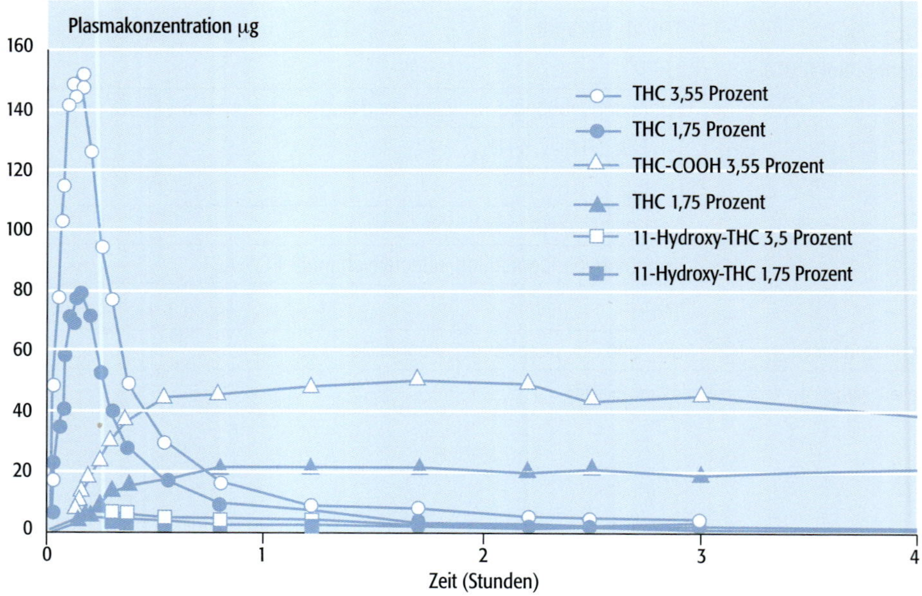


Abbildung 5: Plasmakonzentrations-Zeit-Verlauf von THC und seinen Hauptmetaboliten nach Genuss von Marihuana in zwei Konzentrationen. (nach Iten, P.X.: Fahren unter Drogen-oder Medikamenteneinfluss – forensische Interpretation und Begutachtung. Inst. für Rechtsmedizin, Zürich, 1994)

# 4.1 Resorption

## 4.1.1 Rauchen

Rauchen ist die „klassische“ Form des Cannabis-Konsums. Es zeichnet sich durch eine rasche und effiziente Freisetzung der Wirkstoffe aus. Die Resorption der Inhaltsstoffe über die Lunge führt zu einem nahezu augenblicklichen Anfluten von THC ins ZNS, und ist damit beinahe vergleichbar mit einer i. v.-Injektion. Vermutlich ist dieses rasche Anfluten für die missbräuchliche Verwendung verantwortlich. Die Bioverfügbarkeit von THC unterliegt einer großen intra- und interindividuellen Schwankung und liegt bei dieser Applikationsrate zwischen 2 % und 56 %. Dabei spielen etwa die Häufigkeit, die Länge und das Inhalationsvolumen der Züge, sowie der Zeitraum zwischen den Zügen eine entscheidende Rolle für das Ausmaß der THC-Resorption. Maximale THC-Plasmaspiegel werden bereits nach ca. 9 Minuten erreicht und variieren in Abhängigkeit vom THC-Gehalt in der Zigarette zwischen 84,3 ng/mL bei einem THC-Gehalt von 1,75 % und 162,2 ng/mL für Zigaretten mit einem THC-Gehalt von 3,55 %. THC ist über einen Zeitraum von bis zu 27 Stunden im Plasma nachweisbar, wobei auch hier die Schwankungen sehr breit sind (Huestis, 2007).

Rauchen wird von vielen Cannabis-Nutzern als bevorzugte Applikationsform gesehen, da das rasche Anfluten unmittelbar zum Wirkeintritt führt, gleichzeitig ist der geübte Nutzer auch in der Lage, die gewünschte Dosis durch Variation der Rauchdynamik einzustellen.
Eine postulierte Umwandlung von CBD in THC durch die Hitze beim Rauchen konnte bisher nicht nachgewiesen werden. Ebenso ist eine metabolische Transformation von CBD zu THC äußerst unwahrscheinlich.

## 4.1.2 Orale Anwendung

THC kann auch oral verabreicht werden. Es wird, wie an seinem hohen Octanol-Wasser-Verteilungskoeffizienten ersichtlich, rasch resorbiert. Maximale Plasmakonzentrationen werden zwischen 1 und 5 Stunden erreicht und liegen mit 4,4 bis 11 ng/mL, bei Einnahme von 20 mg THC, deutlich unter den Plasmaspiegeln, die beim Rauchen erzielt werden können. Im Plasma ist THC bis zu 25 Stunden nachweisbar. Die orale Bioverfügbarkeit liegt im Bereich von 4 % bis 20 %, was nicht zuletzt durch einen ausgeprägten First-Pass-Effekt bedingt ist. Die gleichzeitige Einnahme von Sesamöl oder Hanföl steigert die Bioverfügbarkeit etwas.

Wenig verwunderlich wurden für synthetisches THC (= Dronabinol in Marinol®) ähnliche Ergebnisse ermittelt.

Etwas anders verhält sich das synthetische THC-Derivat Nabilon (Canemes®). Im Gegensatz zu THC zeigt es eine hohe, fast vollständige, orale Bioverfügbarkeit. Maximale Plasmakonzentrationen werden innerhalb von 2 Stunden erreicht. Nabilon unterliegt auch einem ausgeprägten Metabolismus, wobei zahlreiche aktive Metabolite entstehen (Tsang and Giudice, 2016).

Im Vergleich zum Rauchen resultiert aus einer oralen Gabe ein verzögerter Wirkeintritt, geringere maximale Plasmaspiegel und eine insgesamt verlängerte Wirkung und etwas verzögerte Ausscheidung (Huestis, 2007).

Nachdem Rauchen als nicht adäquate Applikationsform angesehen wird und die orale Gabe eine nur mäßige Bioverfügbarkeit ergibt, müssen andere Applikationswege in Betracht gezogen werden. Eine interessante Möglichkeit ist die Verwendung eines Oromucosal-Sprays. Die Hersteller des Fertigarzneimittels Sativex®, das zwei standardisierte Cannabis-Extrakte enthält, haben sich für diese Applikationsform entschieden. In Sativex® liegen THC und CBD in gleichen Konzentrationen vor und machen gemeinsam rund 70 % des gesamten Produktes aus.

In einer Vergleichsstudie wurden die Unterschiede zwischen oraler THC-Gabe und Sativex® untersucht. Dabei war kein Unterschied zwischen den Gruppen erkennbar, bezogen auf die maximalen Plasmakonzentrationen und der Zeit bis zu deren Erreichen. Auch in der Bioverfügbarkeit von THC gab es kaum Differenzen (Karschner *et al.*, 2011).

### 4.1.3 Andere Applikationsformen

Neben den bereits beschriebenen Applikationsmöglichkeiten sind noch eine rektale, transdermale oder intravenöse Gabe denkbar. In einer Studie wurden Dronabinol-Suppositorien verabreicht. Die maximalen THC-Plasmakonzentrationen wurden nach 1 bis 8 Stunden erreicht und waren mit denen der oralen Gabe vergleichbar. Die Bioverfügbarkeit war jedoch um den Faktor 2 besser, da THC sehr gut aufgenommen wird und gleichzeitig ein verminderter First-Pass-Effekt auftritt (Huestis, 2007).

Da Cannabinoide sehr hydrophob sind, ist die Aufnahme über die Haut durchaus in Betracht zu ziehen. $\Delta^9$-THC wird aus einem Wirkstoffpflaster gut aufgenommen und erreicht maximale Plasmaspiegel von 4,4 ng/mL bereits nach 1,4 Stunden. $\Delta^9$-THC war über 48 Stunden im Plasma nachweisbar. CBD und CBN zeigen eine um den Faktor 10 bessere Permeabilität als $\Delta^9$-THC. Das Missbrauchspotential dürfte aufgrund der langsamen Aufnahme relativ gering sein (Huestis, 2007).

Die intravenöse Gabe ist vergleichbar mit der inhalativen. Allerdings scheint die extrem rasche Verfügbarkeit des Wirkstoffs einigen Patienten nicht gut bekommen sein. In einer entsprechenden Studie traten akute Paranoia, Panik und niedriger Blutdruck auf, so dass einige Patienten aus der Studie ausstiegen (Huestis, 2007).

## 4.2 Verteilung

Die THC-Plasmakonzentrationen nehmen rasch wieder ab, da THC einerseits aufgrund seiner Lipophilie ins Gewebe aufgenommen und andererseits in der Leber massiv metabolisiert wird. THC findet sich in erster Linie in den stark durchbluteten Geweben, wie Lunge, Herz, Leber und Gehirn, wobei die höchsten Spiegel in der Lunge nachgewiesen wurden (Huestis,

2007). Das Zielorgan Gehirn erreichen Untersuchungen von Adams und Martin zufolge nur rund 1 % des gerauchten THCs (Adams and Martin, 1996). Die gute Verteilung von THC im Gewebe kann bei chronischem Konsum zu einer Speicherung im Gewebe führen. Daraus können in der Folge Toxizitäten resultieren.

In Schwangerschaft und Stillzeit ist zu beachten, dass THC aufgrund der hohen Lipophilie problemlos die Plazenta überwinden kann und auch in nicht unerheblichen Mengen in der Muttermilch zu finden ist. Dabei liegt die THC-Konzentration in der Muttermilch um den Faktor 8 höher als im Plasma. Der Konsum von Cannabis oder Cannabis-Zubereitungen ist daher in der Schwangerschaft und Stillzeit unbedingt abzulehnen (Huestis, 2007).

Nabilon wird ebenso rasch ins Gewebe aufgenommen wie THC (Tsang and Giudice, 2016).

## 4.3 Metabolisierung

Die Cannabinoide THC und CDB unterliegen einem ausgeprägten Metabolismus. In erster Linie erfolgt eine Hydroxylierung am Kohlenstoff C-9 durch das hepatische Cytochrom P450 Enzymsystem unter Bildung von 11-Hydroxy-$\Delta^9$-tetrahydrocannabinol (11-OH-THC) (Huestis 2007). Hauptverantwortlich sind hierfür CYP2C9, CYP2C19 und CYP3A4. Diese Enzyme sind es auch, die für die weitere Oxidation von 11-OH-THC zu 11-Nor-9-carboxy-$\Delta^9$-tetrahydrocannabinol (THC-COOH) sorgen. 11-OH-THC zeigt vergleichbare pharmakologische Wirkungen wie die Muttersubstanz THC, während es sich bei THC-COOH um einen unwirksamen Metaboliten handelt. 11-OH-THC ist bereits wenige Minuten nach dem Cannabis-Konsum feststellbar. Die THC-COOH Plasmaspiegel steigen langsamer an und übertreffen die THC Plasmaspiegel nach ca. 30 bis 45 Minuten. Der letzte Schritt der Metabolisierung ist die Glucuronidierung von THC-COOH.

Neben diesen beiden Hauptmetaboliten sind noch zahlreiche andere Metaboliten beschrieben worden, u. a. Di- und Trihydroxyverbindungen, Ketone, Aldehyde und andere Carbonsäuren. Erwähnenswert ist auch, dass die Plasmakonzentration an 11-OH-THC nach oralem Konsum deutlich höher ist als nach gerauchtem Cannabis (Huestis, 2007).

Wie THC unterliegt auch CBD einem starken First-pass-Effekt. CBD wird, wie THC, an Position 9 hydroxyliert und anschließend weiter zur Carbonsäure oxidiert. Im Unterschied zu THC wird CBD zu einem Gutteil unverändert über den Faeces ausgeschieden (Huestis, 2007). Nabilon wird ebenfalls extensiv über das CYP-Enzymsystem metabolisiert, wobei zahlreiche aktive Metabolite entstehen. Die Enzyme CYP3A4 und CYP2E1 werden von Nabilon schwach, CYP2C8 und CYP2C9 moderat inhibiert (Tsang and Giudice, 2016).

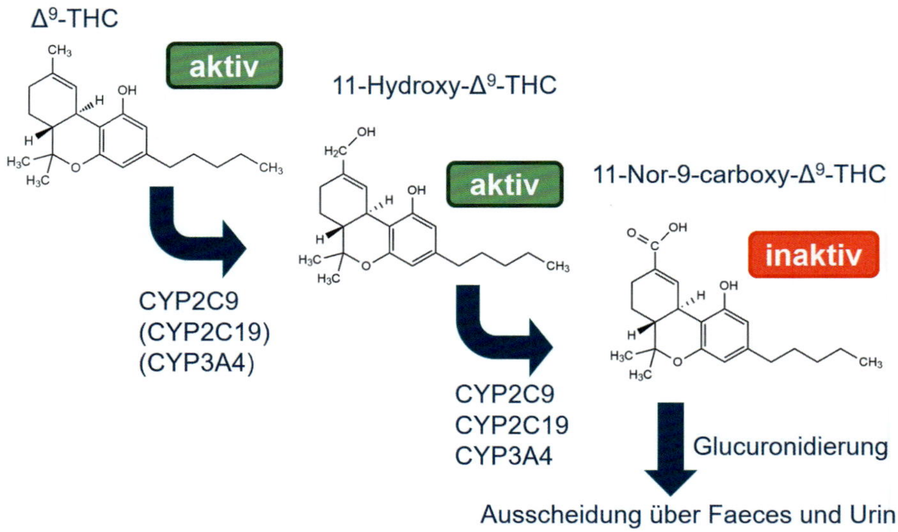


Abbildung 6: Metabolisierung von Tetrahydrocannabinol (Abbildung: M. Wurglics)

## 4.4 Elimination

Innerhalb von 5 Tagen sind rund 80 bis 90 % des THCs ausgeschieden, vordringlich in Form von hydroxylierten oder carboxylierten Metaboliten. Die Ausscheidung erfolgt zu 65 % über die Faeces und zu 20 % über den Urin. Beeinträchtigt wird die Elimination von THC durch die hohe Lipophilie einerseits und andererseits durch den enterohepatischen Kreislauf. THC wird rasch in Lipidspeichern aufgenommen und daraus nur verzögert wieder freigegeben. Dies kann bei chronischem Konsum von THC zu Eliminationshalbwertszeiten von mehreren Tagen führen. Für THC-COOH wurde sogar eine Plasma-Eliminationshalbwertszeit von 12,6 Tagen bestimmt (Huestis, 2007).

Für Nabilon konnte eine Eliminationshalbwertszeit von ungefähr 2 Stunden ermittelt werden. Aber auch hier sind Metabolite noch tagelang im Plasma nachweisebar. Die Ausscheidung erfolgt vorwiegend über Faeces (60 %) und Urin (24 %) (Tsang and Giudice, 2016).

## 4.5 Pharmakokinetik – Zusammenfassung

Aus den oben beschriebenen pharmakokinetischen Eigenschaften der Cannabinoide resultieren, in Abhängigkeit vom Applikationsweg, unterschiedliche Plasmakonzentrationen, Wirkdauer und Nachweis-Zeitfenster.

Inhalativ aufgenommen flutet THC sehr rasch im Plasma und Zielgewebe Gehirn an. Der Konsument verspürt die Wirkung binnen weniger Minuten. Diese Form der Applikation ist vergleichbar mit einer i. v. Gabe. Gleichzeitig werden bei dieser Applikationsform die höchsten Plasmaspiegel erreicht. Die Wirkdauer ist mit 2 bis 4 Stunden relativ kurz. THC kann dabei bis zu 5,5 Stunden nach der Gabe im Blut nachgewiesen werden (McBurney, Bobbie and Sepp, 1986). Bei chronischem Konsum kann sich das Nachweisfenster aber deutlich erweitern. So fanden Johansson und Mitarbeiter THC im Plasma chronischer Konsumenten auch noch nach 13 Tagen (Johansson *et al.*, 1988). Neben THC kann auch der aktive Metabolit 11-OH-THC im Blut nachgewiesen werden. Maximale Plasmakonzentrationen treten nach ca. 13 Minuten auf und entsprechen maximal 10 % der THC-Werte. 11-OH-THC kann bis zu 11 Stunden nach Gabe von THC im Blut detektiert werden (Huestis, Henningfield and Cone, 1992). Der inaktive Metabolit THC-COOH tritt ebenso rasch in Erscheinung wie 11-OH-THC, wird aber nur sehr langsam ausgeschieden. THC-COOH zirkuliert bereits nach einmaligem Konsum mehrere Tage im Blut (Huestis, 2007).

Nach oraler Administration von Dronabinol-Kapseln oder sublingualer Gabe eines Cannabisextraktes sind die THC- und 11-OH-THC-Plasmaspiegel deutlich geringer, verglichen mit den THC-Spiegeln nach inhalativer Gabe. Der Wirkeintritt ist etwas verzögert, im Gegenzug hält die Wirkung aber deutlich länger an. Spätestens 16 Stunden nach Gabe konnte bei keinem Patienten THC oder 11-OH-THC im Blut gefunden werden (Huestis, 2007). Erwartungsgemäß lässt sich THC-COOH auch noch Tage nach der Einnahme im Blut feststellen. Allerdings sind auch bei oraler und sublingualer Gabe, ebenso wie bei inhalativer Administration, starke interindividuelle Unterschiede zu berücksichtigen.

| | Applikation | Dosierung | $C_{max}$ | Pharmakokinetik |
|---|---|---|---|---|
| Cannabis | geraucht<br>vernebelt | 1–3 g/Tag | 162,2 ng/mL<br>118,6 ng/mL | Wirkeintritt: 5–10 min<br>Wirkdauer: 2–4 h |
| Dronabinol (Marinol®) | oral (Kapseln) | 2,5–5 mg/12 h | 1,2–7,9 ng/mL | Wirkeintritt: 30–60 min<br>Wirkdauer: 4–6 h |
| Nabilon (Canemes®) | oral (Kapseln) | 0,25–2 mg/12 h | 2 ng/mL | Wirkeintritt: 60–90 min<br>Wirkdauer: 8–12 h |
| Nabiximols (Sativex®) | Oromucosal-Spray | 2,7 mg THC + 2,5 mg CBD pro 100 µL | 5,40 ng/mL | Wirkeintritt: 15–40 min<br>Wirkdauer: 2–4 h |

**Tabelle 2: Maximale Plasmaspiegel von THC, Wirkeintritt und -dauer bei inhalativer und oraler Cannabis-Gabe**

Für die Behandlung von Patienten mit Cannabis oder Cannabis-Zubereitungen bedeutet dies, sehr genau abzuwägen, welche Applikationsform und Dosis am besten geeignet ist. Die unkomplizierte orale Gabe zeigt aufgrund der geringen Bioverfügbarkeit der Cannabinoide nur relative geringe maximale Plasmakonzentrationen. Dem gegenüber steht eine kurze Wirkdauer bei der inhalativen Gabe, die ein häufiges tägliches Dosieren bedingt, will man konstante Wirkstoffspiegel erreichen. Außerdem ist die Applikation mit Hilfe eines Verdampfers vergleichsweise aufwendig und benötig eine gewisse Infrastruktur.

# 5 Klinische Wirksamkeit – Anwendungsgebiete für Cannabis und Cannabis-Zubereitungen

Die mittlerweile flächendeckende mediale Berichterstattung lässt den Eindruck entstehen, mit Cannabis ließen sich zahlreiche, bisher nur schwer behandelbare Erkrankungen heilen oder Symptome lindern. Doch hier ist Vorsicht geboten, denn es besteht die Gefahr, dass Erwartungen geweckt werden, die im Therapiealltag nicht erfüllt werden können. Zudem wirft ein genauer Blick in die veröffentlichte Literatur zu verschiedenen Indikationen mehr Fragen zur Wirksamkeit von Cannabis auf, als sie klare Antworten liefert. In den Studien wurden verschiedenste Zubereitungen in unterschiedlichen Dosierungen bei diversen Indikationen eingesetzt. Als mögliche Anwendungsgebiete werden heute diskutiert:

- Schmerzhafte Muskelspasmen bei Multipler Sklerose und Paraplegie,
- Chemotherapie-induzierte Übelkeit und Erbrechen (CINV),
- Chronische oder neuropathische Schmerzen,
- Appetitsteigerung bei HIV/AIDS,
- Epilepsie,
- Tourette-Syndrom,
- ADHS,
- Depressionen, Angststörungen, Schlafstörungen, Psychosen,
- Glaukom.

Im Folgenden soll die Literatur zu kontrollierten Studien mit Cannabis und Cannabis-Zubereitungen bezüglich der wichtigsten Anwendungsgebiete zusammengefasst und eine vorläufige Bewertung abgegeben werden.

## 5.1 Schmerzhafte Muskelspasmen bei Multipler Sklerose und Paraplegie

Zur Therapie von mittelschweren bis schweren Spastiken im Rahmen einer Multiplen Sklerose ist in Deutschland seit 2011 das Fertigarzneimittel Sativex® zugelassen. Sativex® enthält ein Gemisch aus zwei Cannabis-Extrakten mit einem genau definierten Gehalt an THC und CBD. Das Verhältnis der beiden Hauptinhaltstoffe zueinander beträgt dabei 1:1. Die Zulassung erfolgte auf Basis einer Phase-III-Studie, in die 572 Patienten eingeschlossen waren (Novotna *et al.*, 2011). Diese Studie wurde nach einem speziellen Design (enriched design study) durchgeführt. Dabei erhielten alle 572 Patienten in den ersten 4 Wochen Sativex®. Danach wurden die Responder (= Reduktion der Spastik um mehr als 20 %) selektiert (n=241), randomisiert und zu gleichen Teilen entweder mit Sativex® oder Placebo für weitere 12 Wochen im Rahmen einer doppelblinden Studie behandelt. Nach 12 Wochen konnte eine statistisch signifikante Verbesserung der Spastik, der Spasmenhäufigkeit und der Schlafqualität in der Sativex®-Gruppe im Vergleich zu Placebo festgestellt werden. Aufgrund des speziellen Studiendesigns der Zulassungsstudie ist Sativex® nur für Patienten, die in einem Anfangstherapieversuch auch tatsächlich von Sativex® profitieren, zugelassen.

In einer Übersichtsarbeit wurden von Whithing at al. 14 kontrollierte Studien zu dieser Indikation ausgewertet. Alle Studien kommen einhellig zum Ergebnis, dass die Patienten der Cannabis-Gruppen im Vergleich zu Placebo im Durchschnitt stärker von der Therapie profitieren. Allerdings ist die Zahl der Responder limitiert, was schließlich in den Studien zu einem statistisch nicht signifikanten Ergebnis führte (Whiting *et al.*, 2015).

Allan und Mitarbeiter re-evaluierten insgesamt 3 Metaanalysen zum Einsatz von Cannabinoiden (Sativex®, Dronabinol, Cannabis-Blüten) zur Verminderung der Spastiken im Rahmen eine Multiplen Sklerose (Allan *et al.*, 2018). Dabei kommen die Autoren zum Schluss, dass die Anwendung der Cannabinoide eine klinisch relevante Verbesserung brachte. Die Veränderung auf der visuellen analogen Skala um bis zu 0,8 (von 10) mehr als Placebo betragen. 35 % der Patienten erreichten eine Verbesserung um 30 % oder mehr im Vergleich zu 25 % der Patienten, die ein Placebo erhielten.

Grundsätzlich ist ein Therapieversuch mit Cannabis bei Patienten mit therapierefraktären Muskelspasmen im Rahmen einer Multiplen Sklerose oder Paraplegie zu vertreten. Die Therapie muss jedoch abgebrochen werden, wenn in den ersten vier Wochen kein Erfolg erzielt werden kann.

## 5.2 Chemotherapie induzierte Übelkeit und Erbrechen (CINV)

Bereits in den 1980er-Jahren wurde ein Fertigarzneimittel mit dem synthetischen Cannabinoid Nabilon zur Therapie der Chemotherapie-induzierten Übelkeit und des Erbrechens in Deutschland zugelassen. Jedoch wurde dieses Präparat nie vermarktet, die Zulassung ist Anfang der 1990er-Jahre erloschen. Seit 2015 ist der Wirkstoff nun in Deutschland wieder zugelassen, am 1.1.2017 erfolgte die Markteinführung von Nabilon im Fertigarzneimittel Canemes®.

Die klinische Datenlage ist vergleichsweise gut, wenngleich die klinischen Daten in der Mehrzahl aus den 1970er und 1980er Jahren stammen. Die vorliegenden Reviews und Metaanalysen zeichnen hier kein eindeutiges Bild. Whiting und Kollegen verglichen in 28 kontrollierten Studien mit insgesamt 1772 Patienten Cannabis und Cannabis-Zubereitungen gegen Placebo oder Standardtherapien. In der Hälfte der Studien wurde Nabilon eingesetzt, in den übrigen Studien kamen THC (6 Studien), Dronabinol (2 Studien), Sativex® (1 Studie) oder andere Zubereitungen zum Einsatz. Die am häufigsten eingesetzten Vergleichsmedikationen waren der Dopamin-Rezeptor-Antagonist Prochlorperazin (15 Studien), Chlorpromazin (2 Studien) und Domperidon (2 Studien). In allen Studien war der Benefit unter Cannabinoiden größer als unter der Vergleichstherapie oder Placebo (Whiting *et al.*, 2015).

Dagegen analysierten Tafelski et al. sechs systematische Übersichtsarbeiten mit den Wirkstoffen Dronabinol, Levonantradol und Nabilon sowie dem Cannabis-Extrakt (Nabiximols) im Vergleich zu Placebo oder herkömmlichen Antiemetika (Tafelski, Häuser and Schäfer, 2016). Sie schlussfolgerten, dass die Arbeiten eine moderate Evidenz für die Wirksamkeit von Cannabinoiden im Vergleich mit Placebo sowie herkömmliche Antiemetika für die Indikation CINV ergaben. Gleichzeitig zeigte die Analyse aber auch eine geringere Verträglichkeit und Sicherheit der Cannabisprodukte als Placebo und herkömmliche Antiemetika. Insgesamt sind für die Indikation CINV sichere und wirksame Antiemetika verfügbar, so dass Cannabinoide nicht als Erstlinien- oder Zweitlinien-Therapeutika empfohlen werden können.

Dieser Aussage schließen sich Allan und Mitarbeiter nicht an. Ihrer Übersichtsarbeit zu folge ist die Evidenzlage für Cannabis und Cannabinoide bei CINV solide (Allan *et al.*, 2018).

Der Einsatz von Cannabinoiden in dieser Indikation ist aktuell nur von untergeordneter Bedeutung, da mit den Setronen und den Neurokinin-1-Rezeptor-Antagonisten ebenso gut wirksame und besser verträgliche Arzneistoffe zur Verfügung stehen. Entsprechend der Zulassung kann Nabilon zur Behandlung von chemotherapiebedingter Emesis und Nausea bei jenen Krebs-Patienten eingesetzt werden, die auf andere antiemetische Behandlungen nicht adäquat ansprechen, oder diese nicht vertragen.

## 5.3 Chronische und neuropathische Schmerzen

Chronische oder neuropathische Schmerzen sind der häufigste Grund für Patienten, Cannabis medizinisch anzuwenden. Deshalb verwundert die große Zahl an verfügbaren, methodisch mehr oder weniger einwandfreien klinischen Studien nicht. In den letzten Jahren wurden darüber hinaus zahlreiche Metaanlysen veröffentlicht.

In einer in Lancet Neurology 2015 publizierten Arbeit wird der Einsatz von Cannabinoiden bei neuropathischen Schmerzen kritisch gesehen und schwach davon abgeraten (Finnerup *et al.*, 2015).

Aus 28 kontrollierten Studien (n = 2454) mit Patienten mit neuropathischen Schmerzen, Schmerzen bei Tumorerkrankungen oder AIDS bis hin zu diabetischen Neuropathien und Fibromyalgien folgerten Whiting und Kollegen, dass die durchschnittliche Anzahl der Patienten, die eine Verminderung der Schmerzen um mindestens 30 % berichteten, mit Cannabinoiden größer als mit Placebo war (Whiting *et al.*, 2015). Statistische Signifikanz konnte hierfür jedoch nicht erreicht werden.

In einer weiteren Metaanalyse (5 Studien mit 178 Patienten) berichten die Autoren zur Anwendung von Cannabisblüten bei neuropathischen Schmerzen, dass eine kurzfristige (Dauer der analysierten Studien 1 bis 14 Tage), klinische relevante Schmerzreduktion erreicht werden kann. Die errechnete „number needed to treat for an additional benefit" wird mit 6 angegeben (Andreae *et al.*, 2015).

Petzke und Mitarbeiter schlossen 15 randomisierte kontrollierte Studien mit insgesamt 1619 Patienten mit neuropathischen Schmerzsyndromen ein (Petzke, Enax-Krumova and Häuser, 2016). In den analysierten Studien mit Parallel- und Cross-over-Design waren Cannabinoide Placebo in der ≥ 30-prozentigen Schmerzreduktion, der durchschnittlichen Schmerzreduktion sowie der allgemeinen Verbesserung, nicht jedoch in der ≥ 50-prozentigen Schmerzreduktion sowie der Verbesserung der gesundheitsbezogenen Lebensqualität überlegen. Mehr Patienten unter Cannabinoiden als unter Placebo brachen die Therapie wegen Nebenwirkungen ab. Die Autoren empfehlen daher bei ausgewählten Patienten mit neuropathischen Schmerzen Cannabinoide für eine kurz- und mittelfristige Therapie, wenn die Erst- und Zweitlinientherapien nicht erfolgreich waren.

Häuser et al. werteten 11 systematische Übersichtsarbeiten zum Einsatz von Cannabinoiden bei der Schmerzbehandlung und in der Palliativmedizin aus (Häuser *et al.*, 2017). Zusätzlich wurden zwei prospektive Langzeitbeobachtungsstudien mit medizinischem Cannabis und eine mit Tetrahydrocannabinol/Cannabidiol-Spray (Sativex®) analysiert. Es gibt begrenzte Belege für einen Nutzen von THC/CBD-Spray bei der Behandlung von neuropathischen Schmerzen. Es gibt keine ausreichenden Belege für einen Nutzen von Cannabinoiden (Dronabinol, Nabilon, medizinisches Cannabis oder THC/CBD-Spray) zur Behandlung von Krebsschmerzen, rheumatischen oder gastrointestinalen Schmerzen oder Anorexie bei Krebs oder AIDS. Für neuropathische Schmerzen liegen dagegen ausreichende Nachweise vor. Eine Meta-Analyse basierend auf individuellen Patientendaten zur Verwendung von medizinischem Cannabis zur Behandlung neuropathischer Schmerzen ergab eine Anzahl notwendiger Behandlungen (NNT) von 6 zur Schmerzlinderung von mindestens 30 %. Dieser Befund erfüllt die Kriterien für einen klinisch relevanten Nutzen. Die Aussagekraft des Befundes ist jedoch durch kleine Stichprobengrößen und kurze Studiendauern begrenzt.

Auf Basis der aktuell vorliegenden Daten scheint ein Therapieversuch mit Cannabinoiden durchaus sinnvoll, wenn andere Therapien nicht den gewünschten Erfolg zeigen.

## 5.4 Appetitsteigerung bei HIV/AIDS

Wie bei vielen anderen Krankheiten ist auch AIDS mit einer Anorexie und Kachexie assoziiert, die wesentlich zur hohen Mortalität beiträgt. Das Cannabionide an der Regulation von Appetit und Sättigungsgefühl beteiligt sind, ist hinlänglich bekannt. Nicht erst seit mit Rimonabant (Acomplia®), einem synthetischen $CB_1$-Rezeptor-Antagonisten, ein Appetitzügler kurzzeitig auf dem Markt war. Der appetitsteigernde Effekt von Dronabinol wurde in insgesamt vier Studien geprüft. Drei Studien waren placebokontrolliert, in der vierten Studie fungierte Megastrolacetat, ein Progesteronderivat, als Vergleich. Positive Effekte bei Patienten mit HIV/AIDS konnten in diesen Studien nur sehr begrenzt gefunden werden. So war Dronabinol in der Vergleichsstudie Megastrolacetat unterlegen (Timpone *et al.*, 1997). Bei den übrigen Studien besteht eine relative hohe Gefahr eines Publikationsbias. Die Studien schlossen nur eine geringe Anzahl an Teilnehmern ein und konzentrierten sich auf kurzfristige Effekte. Längerfristige Daten und Ergebnisse, die einen Nutzen in Bezug auf das Überleben zeigen, fehlen hingegen völlig (Lutge, Gray and Siegfried, 2013)(Whiting *et al.*, 2015)(Häuser *et al.*, 2017).

Obwohl Hinweise auf mögliche positive Effekte existieren, ist die Wirksamkeit von Cannabinoiden in dieser Indikation derzeit als nicht belegt anzusehen.

## 5.5 Epilepsie

Aktuell herrscht eine außerordentliche Begeisterung für die Verwendung von „Medizinal-Cannabis" zur Behandlung von Epilepsie, speziell der Einsatz von CBD bei Kindern mit schwerwiegender Epilepsie. Grundlage waren kleine Studien mit offenbar spektakuläre Ergebnissen, wie jene von Porter und Jacobson (Porter and Jacobson, 2013). In dieser Veröffentlichung berichten die Autoren über die Eigenerfahrungen von 19 Patienten. Dabei handelt es sich um Kinder, die von ihren Familien mit hochdosiertem CBD bei schwer beherrschbarer Epilepsie behandelt wurden. In dieser Gruppe reichten die eingesetzten CBD Dosen von < 0,5 mg/kg/Tag bis zu 29 mg/kg/Tag. Die Verbesserungen, die hier berichtet wurden, reichen von einer Verbesserung der Symptomatik um mehr als 80 % (10 Patienten) bis zu zwei Patienten, bei denen die Anfälle vollständig ausblieben. Weitere Studien legten den Schluss nahe, dass vor allen Patienten mit Dravet- oder Lennox-Gastaut-Syndromen, zwei epileptischen Syndromen, die hauptsächlich im Kindesalter auftreten und schwer behandelbar sind, von der Therapie profitieren (Devinsky *et al.*, 2016)(Detyniecki and Hirsch, 2016).Kürzlich wurden drei randomisierte, multizentrische, doppelt verblindete, placebokontrollierte Studien mit dem CBD-haltigen Fertigarzneimittel Epidiolex® (Lösung zur oralen Einnahme; CBD-Konzentration 100 mg/mL; in Europa als Epidyolex® vermarktet) durchgeführt. Eine Studie mit Patienten mit Dravet- und 2 Studien mit Patienten mit Lennox-Gastaut-Syndrom. Die Dravet-Patienten waren zwischen 2 und 18 Jahre alt, die Lennox-Gastaut-Patienten 2 bis 55 Jahre. Alle Patienten waren behandlungsresistent. In jeder der drei Multicenterstudien folgte auf eine zweiwöchige Einstellungsphase eine 12-wöchige Behandlung mit der Zieldosis (20 mg/kg pro Tag) für insgesamt 14 Wochen zusätzlich zur antiepileptischen Standardtherapie (Sekar and Pack, 2019).

Bei Patienten mit Dravet-Syndrom wurde, im Vergleich zu Placebo innerhalb des ersten Monats der Erhaltungsperiode eine signifikante Abnahme der mittleren krampfartigen Anfälle (tonisch, klonisch, tonisch-klonisch oder atonisch) beobachtet. Der primäre Endpunkt zeigte eine mittlere Abnahme von 38,9 % für Epidiolex® gegenüber 13,3 % für Placebo (statistisch signifikant). Die Anzahl der Patienten mit einer Abnahme der krampfartigen Anfälle um 50 % war mit Epidiolex® Behandlung ebenfalls höher als unter Placebo (43 % vs 27 %, nicht signifikant). In ähnlicher Weise führte bei Patienten mit Lennox-Gastaut-Syndrom die Zugabe von Epidiolex® zum stabilen Behandlungsschema zu einem signifikanten Rückgang der Anfälle (41,9 % für 20 mg/kg pro Tag und 37,2 % für 10 mg/kg pro Tag vs 17 % für Placebo).

Unerwünschte Arzneimittelwirkungen: In den Studien mit Dravet- und Lennox-Gastaut-Syndrom wurden auch die unerwünschten Arzneimittelwirkungen erfasst. Dabei traten in der Epidiolex®-Gruppe Somnolenz (36 % vs. 10 %), Diarrhoe (31 % vs. 10 %) und Müdigkeit (20 % vs. 3 %), Erbrechen (15 vs. 5 %), Pyrexie (15 % vs. 8 %) und Lethargie (13 % vs. 5 %) häufiger auf als in der Placebo-Gruppe. Bei mehreren Patienten war der Aminotransferase-Werte unter CBD erhöht (12 vs. 1). Die Wechselwirkung zwischen CBD und Clobazam verstärkte wahrscheinlich die Somnolenz, da 18 der 22 CBD-Patienten mit Somnolenz auch Clozabam einnahmen. In der randomisierten Studie mit Patienten mit Lennox-Gastaut-Syndrom waren dies die häufigsten Nebenwirkungen ähnlich (White, 2019).

Auf Basis dieser Daten wurde Epidolex® von der FDA 2018 add-on zur Standardtherapie zugelassen.

In diesem Zusammenhang ist noch darauf hinzuweisen, dass in der NRF-Rezepturvorschrift für Ölige Cannabidiol-Lösung 50 mg/mL (NRF 22.10.) explizit die Anwendung bei Dravet-Syndrom und Lennox-Gastaut-Syndrom genannt wird. Ärzte können demnach heute schon, unabhängig von der Zulassung von Epidyolex® in Deutschland, den Wirkstoff CBD als Rezepturarzneimittel zur Behandlung solcher Patienten verschreiben. Cave: Die Krankenkassen erstatten die Kosten dafür jedoch nur nach vorheriger Einzelgenehmigung!

## 5.6 Tourette-Syndrom

Cannabinoide können bei der Behandlung von Symptomen bei Patienten mit Tourette-Syndrom nützlich sein. Zurzeit liegen nur Ergebnisse für zwei relevante Studien mit kleiner Studienpopulation (n=28) vor. In beiden Studien wurde beim Einsatz von THC eine Tic-Reduktion festgestellt. Die Verbesserungen der Tic-Häufigkeit und des Schweregrads waren allerdings nur gering und wurden nur von einigen der Ergebnismessungen erfasst (Müller-Vahl *et al.*, 2002)(Müller-Vahl *et al.*, 2003).

Die Autoren eines Cochrane-Reviews sehen daher die Wirksamkeit von THC bei Tourette-Syndrom als nicht belegt an (Curtis, Clarke and Rickards, 2009).

## 5.6 ADHS

Der Erfahrungsumfang zur Behandlung von ADHS mit Cannabinoiden ist aktuell auf wenige Erfahrungsberichte und eine experimentelle Pilotstudie mit 30 Erwachsenen beschränkt. In dieser Studie wurden 15 Patienten mit Sativex® behandlt, weitere 15 erhielten Placebo. Für die primären Endpunkte kognitive Leistungen und Aktivitätslevel konnten keine signifikanten Unterschiede zwischen den Gruppen festgestellt werden, wobei tendenziell Sativex® vorteilhaft war. Die sekundären Endpunkte Hyperaktivität und Impulsivität wurden durch Sativex® hingegen signifikant gebessert (Cooper *et al.*, 2017).

Ein evidenz-basierter Einsatz von Cannabis in der Indikation ADHS ist derzeit nicht gegeben. Darüber hinaus gilt es zu bedenken, dass in erster Linie Kinder und Jugendliche unter ADHS leiden. Eine Behandlung dieser Patientengruppe schließt sich jedoch aufgrund der potentiellen Gesundheitsgefahren durch Cannabis aus.

## 5.7 Fazit

In der Literatur finden sich zahlreiche Hinweise auf eine Wirksamkeit von Cannabis oder Cannabis-Zubereitungen. Das von weiten Teilen der Patientenschaft erhoffte Wunder ist in den verschiedenen Indikationen aber nicht zu erwarten. Einzig für die Indikationen schmerzhafte Spastik (bei MS oder Paraplegie) und Chemotherapie-induzierte Übelkeit und Erbrechen (CINV) liegen Belege für eine Wirksamkeit vor. Allerdings ist auch in diesen Indikationen die Wirksamkeit im Vergleich zu bestehenden Therapieoptionen nicht überragend.

Bei chronischen und neuropathischen Schmerzen ist eine positive Wirkung möglich. Ein Therapieversuch ist zu vertreten, wenn andere Therapiestrategien erfolglos waren. In Zukunft wird CBD bei Epilepsien das Wirkstoffspektrum erweitern. Kontrollierte Studien bei Lennox-Gastaut- und Dravet-Syndrom zeigen das Potential dieses Wirkstoffs gerade für therapierefraktäre Patienten. Nach der Zulassung von Epidiolex® in den USA im Jahr 2018 erfolgte 2019 auch die Zulassung auch in Europa unter dem Handelsnamen Epidyolex®. Bei allen weiteren Indikationen werden mehr oder weniger positive Wirkungen beschrieben. Die Datenlage ist jedoch unzureichend. Weitere kontrollierte klinische Studien nach aktuellem Stand der Wissenschaft sind vonnöten, um hier Klarheit zu bringen.

## 5.8 Unerwünschte Arzneimittelwirkungen

Die unerwünschten Arzneimittelwirkungen resultieren in weiten Teilen aus den pharmakologischen Wirkungen, die durch THC, CBD und andere Cannabinoide ausgelöst werden, und je nach Indikation als unerwünscht angesehen werden.

Dazu zählen die psychomotorischen Effekte, die unmittelbar mit der Einnahme von Cannabis-Produkten einsetzen und bis zu sechs Stunden anhalten können. Hervorzuheben sind die verminderte Reaktionsfähigkeit, Konzentrations- und Gedächtnisstörungen sowie eine gestörte motorische Kontrolle. Die Beeinträchtigung der Kognition kann sogar einige Tage anhalten. In diesem Zusammenhang ist der Patient darauf hinzuweisen, dass die Fahrtüchtigkeit bis zu 24 Stunden nach Einnahme von Cannabis eingeschränkt sein kann.

Es ist eine Tatsache, dass die häufigste Applikationsform von Cannabis das Rauchen oder Verdampfen ist. Bei inhalativer Aufnahme sind natürlich die Atemwege betroffen. Dabei addieren sich die negativen Effekte, wenn neben Cannabis auch noch Zigaretten geraucht werden.

Die psychischen Effekte von Cannabis unterliegen starken interindividuellen Schwankungen. Während Cannabis in der Regel beruhigend und entspannend wirkt, verspüren manche

Konsumenten euphorische Gefühle oder aber Angst. Paranoia oder Psychosen treten meist erst bei hohen Dosen an THC auf (Fitzcharles and Häuser, 2016).

Sehr häufig und für die Patienten oftmals belastend treten Müdigkeit, Schwindel und kognitive Beeinträchtigungen als Begleiterscheinung einer Cannabisbehandlung auf. Nach einer Onlineumfrage (K. Gastmeier et al.; Berufsverband der Ärzte und Psychotherapeuten in der Schmerz-und Palliativmedizin in Deutschland e. V(BVSD), Deutscher Schmerzgesellschaft e. V. und Deutsche Gesellschaft für Schmerzmedizine.V. (DGS) https://www.dgss.org/fileadmin/2018/pdf/Einsatz_von_Cannabisarzneimitteln_in_der_Schmerz.pdf) unter Ärzten stellten diese 3 unerwünschten Wirkungen den mit Abstand häufigsten Grund für einen Therapieabbruch bei Schmerz- oder Palliativpatienten dar.

Häufig werden nach Cannabisgabe noch reduzierter/erhöhter Appetit, Depression, Desorientierung, Euphorie, Konfusion, paranoide Reaktionen, Gleichgewichts-, Aufmerksamkeits- und Gedächtnisstörungen, Durchfall, Übelkeit und Erbrechen registriert. Selten treten Halluzinationen, Herzrasen, Bluthochdruck, starkes Schwitzen, Kopfschmerzen und Übelkeit auf.

Um die unerwünschten Arzneimittelwirkungen möglichst gering zu halten, empfiehlt sich eine geringe Einstiegsdosis und ein allmähliches Hochtitrieren bis zur wirksamen Dosis.

Bei längerfristiger Gabe ist eine Toleranzentwicklung nicht auszuschließen. Diese, wie auch das geringe Suchtpotential von Cannabis und Cannabinoiden, spielt aber bei der Behandlung mit medizinischem Cannabis eine untergeordnete Rolle.

Im Auge behalten sollte man vor allem bei Langzeitanwendung die Gefahr von Psychosen. Bei bestehender Prädisposition kann eine Cannabistherapie Psychosen auslösen bzw. deren Verlauf negativ beeinflussen.

## 5.9 Wechselwirkungen mit anderen Arzneimitteln

Sowohl THC als auch CBD werden über das Cytochrom-P450-System verstoffwechselt. Wechselwirkungen mit anderen Arzneistoffen sind daher grundsätzlich denkbar. Dagegen sprechen Daten aus *In-vitro*-Studien und Tiermodellen, die hemmende Einflüsse erst in Konzentrationen zeigen, die weit über den in Menschen maximal applizierten Dosen liegen. Auch konnte *in-vitro* keine signifikante Induktion von humanem CYP1A2, CYP2C9, CYP2C19 und CYP3A4 nachgewiesen werden. Explizit auf Wechselwirkungen wurde Nabiximols (Sativex®) an Probanden getestet, wobei keine klinisch relevanten Änderungen in den Blutspiegeln von THC und CBD bei gleichzeitiger Gabe von Ketoconazol, Rifampicin oder Omeprazol auftraten (Stott *et al.*, 2013).

Auch die bisherige Anwendung von Sativex® im therapeutischen Rahmen hatte nicht zur Beobachtung von Wechselwirkungen mit anderen Arzneistoffen, wie etwa Opioiden, Antidepressiva oder Antikonvulsiva geführt. Denkbar sind natürlich pharmakodynamische Wechselwirkungen im Sinne einer Verstärkung der sedierenden Wirkungen (Russo, 2006)(Russo, 2016).

In einer klinischen Studie an Kindern mit Epilepsie resultierte die Gabe von CBD in einer Inhibition von CYP2C19. Bei Gabe sehr hoher Dosen (25 mg/kg/d) wurden dabei erhöhte Spiegel von N-Desmethylclobazam, einem Metaboliten des Antikonvulsivums Clobazam, gefunden (Devinsky *et al.*, 2016). Die Clobazam-Dosis wurde daraufhin reduziert, was zu keiner Verminderung der sedierenden Wirkung führte.

Da Cannabinoide über bestimmte Enzyme des CYP-Systems verstoffwechselt werden, besteht grundsätzlich die Möglichkeit, dass Induktoren der Enzyme CYP2C9 (z. B. Carbamazepin), CYP2C19 (z. B. Rifampicin) oder CYP3A4 (z. B. Johanniskraut) die Plasmaspiegel von THC und CBD reduzieren können. Daten aus Untersuchungen zu Sativex® legen nahe, dass die Plasmaspiegel der Cannabinoide tatsächlich um rund 40 bis 50 % reduziert werden. Inwieweit dies jedoch klinisch bedeutsam ist, ist noch unklar.

# 6 Umsetzung in der Praxis

Für einen therapeutischen Einsatz von „Cannabis" stehen verschiedene Formen zur Verfügung. Es muss genau unterschieden werden, ob Cannabis in Form der pflanzlichen Droge (Cannabisblüten, „Marihuana") oder als pflanzliche Zubereitung (z. B. als standardisierter Extrakt) und damit als Vielstoffgemisch, oder in Form der wirksamkeitsbestimmenden Reinsubstanzen in Form von Rezeptur oder Fertigarzneimittel eingesetzt wird. Die Unterscheidung ist von großer Bedeutung für die Therapie, da sich die verschiedenen Zubereitungen ganz erheblich in ihrer Wirkung, Wirkstärke und vor allem ihrer Pharmakokinetik unterscheiden. Für die Praxis ist somit zunächst die genaue Differenzierung der unterschiedlichen Formen, in denen Cannabis zum therapeutischen Zwecke zum Einsatz kommen kann, entscheidend. Tabelle 3 listet die drei zu unterscheidenden Varianten auf und beschreibt dann für jede der Varianten auch konkreten Zubereitungen.

| Cannabis (Droge) | Cannabis-Zubereitungen (Phytopharmaka) | Wirksamkeitsbestimmende (Rein)-Substanzen |
|---|---|---|
| • **Rauchen*** („Joint")<br>• **Kaltvernebler*** („Bongs")<br>• **Kekse***<br>• **Tee**<br>• **Cannabisblüten** zur Dampfinhalation | Extrakt:<br>• Nabiximols (Sativex®)<br>• Extrakte unterschiedlicher Charakteristik als Ausgangssubstanz u. a. von:<br>– Tilray<br>– Pedanios<br>– Vertanical<br>• auf eine definierte Dronabinol-Konzentration standardisierte ölige Cannabis-Extrakt-Tropfen zum Einnehmen | • **Dronabinol** als Kapseln oder ölige Tropfen in Form einer Rezeptur, als alkoholische Lösung zur Inhalation<br>• **Dronabinol** (Marinol® als Import)<br>• **Nabilon** (Canemes®)<br>• **Cannabidiol** als ölige Tropfen in Form einer Rezeptur oder als Fertigarzneimittel (Epidyolex®)** |

**Tabelle 3: Möglichkeiten des Cannabis-Einsatzes (*denkbar, aber nicht im pharmazeutisch-medizinischen Sinne vorgesehen; **Streng genommen gehört Cannabidiol (CBD) nicht zu den Änderungen im Rahmen der Cannabisgesetzgebung. Allerdings gewinnen CBD-haltige Zubereitung im Zuge der Änderungen zunehmend an Bedeutung.)**

Die Kenntnis der Unterschiede der einzelnen Varianten und Zubereitungen ist wichtige Grundlage für die Beratung der Patienten bei der Abgabe, aber auch beim Beantworten von Rückfragen eines Arztes. Keinesfalls dürfen alle Zubereitungen und Fertigarzneimittel lediglich auf die Ausgangspflanze *Cannabis sativa* reduziert werden. Hier gelten alle Herangehensweisen wie bei jeder anderen Arzneipflanze bzw. jedem anderen Phytopharmakon auch.

## 6.1 Fertigarzneimittel

Aktuell sind in Deutschland drei Fertigarzneimittel auf Basis von Cannabis auf dem Markt verfügbar: Sativex®, Canemes® und Epidyolex®. Diese Präparate sind in jeder Hinsicht unterschiedlich. Handelt es sich bei Sativex® um ein Oromucosal-Spray bestehend aus einem Dickextrakt aus *Cannabis sativa* folium cum flore, beinhaltet Canemes® das vollsynthetisch hergestellte THC-Derivat Nabilon. Das CDB-haltige Epidyolex® ist dagegen erst seit kurzer Zeit in Deutschland verfügbar. Hierbei handelt es sich nicht um ein Fertigarzneimittel und beinhaltet als Wirkstoff Cannabidiol im Sinne eines isolierten Pflanzeninhaltsstoff.

Der in Sativex® enthaltene Dickextrakt (Nabiximols) wird mittels flüssigen Kohlendioxids hergestellt und enthält in 100 Mikroliter Spray (entsprechend einem Sprühstoß) 2,7 mg $\Delta^9$-Tetrahydrocannabinol (THC) und 2,5 mg Cannabidiol (CBD). Ein Milliliter enthält 38 bis 44 mg Dickextrakt aus *Cannabis sativa* L., folium cum flore THC-Chemotyp (Cannabisblätter und -blüten), was 27 mg $\Delta^9$-Tetrahydrocannabinol (THC) entspricht, sowie 35 bis 42 mg Dickextrakt aus *Cannabis sativa* L., folium cum flore CBD-Chemotyp (Cannabisblätter und -blüten), was 25 mg Cannabidiol (CBD) entspricht. Das Ausgangsmaterial (wie beschrieben zwei Cannabis Spezies, „Klone") für dieses Fertigarzneimittel wird unter kontrollierten und standardisierten Bedingungen angepflanzt, sodass jede Charge eine definierte, feste Zusammensetzung enthält. Sativex® enthält außerdem noch Ethanol, Propylenglycol und Pfefferminzöl. Es handelt sich um ein Betäubungsmittel, das kühl (2 bis 8 °C) gelagert werden muss (Firma Almirall 2010).

Sativex® ist zugelassen zur Symptomverbesserung bei erwachsenen Patienten mit mittelschwerer bis schwerer Spastik aufgrund von Multipler Sklerose (MS), die nicht angemessen auf eine andere antikonvulsive Arzneimitteltherapie angesprochen haben und die eine klinisch erhebliche Verbesserung von mit der Spastik verbundenen Symptomen während eines Anfangstherapieversuchs aufzeigen. Bei der Bewertung und vor dem Einsatz dieses Präparates sollten sowohl die beschriebenen Neben- als auch Wechselwirkungen beachtet und der sehr umfangreiche Punkt 4.4. der Fachinformation „Besondere Warnhinweise und Vorsichtsmaßnahmen für die Anwendung" gelesen werden. Trotzdem muss bei all den dort beschriebenen etwaigen Problemen und Komplikationen bei der Anwendung daran gedacht werden, dass es sich um ein Fertigarzneimittel mit genau definierter Zusammensetzung handelt, was für ein hohes Maß an Arzneimittel(therapie)sicherheit sorgt.

Bei der Abgabe des Fertigarzneimittels Sativex® sind vor allem die folgenden Beratungsinhalte von großer Wichtigkeit:

1.) Anwendung: Das Spray vor Gebrauch schütteln und jeweils eine andere Stelle im Mund zur Applikation auswählen.
2.) Dosisfindung: Der Patient muss darüber aufgeklärt werden, dass es bis zu zwei Wochen dauern kann, bis die optimale Dosis gefunden ist (siehe auch Titrationstabelle in der Fachinformation).

3.) Therapietreue: Der Patient muss unbedingt in seiner Therapietreue unterstützt werden; zusätzlich sollten in Bezug auf die Mahlzeiten immer gleiche Bedingungen eingehalten werden.

Neben dem beschriebenen Nabiximols-haltigen Präparat ist seit dem 1.1.2017 mit Canemes® ein weiteres Fertigarzneimittel auf dem deutschen Markt verfügbar, dass in anderen Ländern, z. B. USA oder Österreich, schon seit einigen Jahren zum festen Arzneimittelangebot gehört. Auch in Deutschland ist der Wirkstoff Nabilon bereits seit 2015 erneut zugelassen, wurde aber erst mit Jahresbeginn 2017 vermarktet (siehe auch oben Kapitel 5.2).

Der Wirkstoff Nabilon (siehe Abbildung 4) ist ein vollsynthetisch hergestelltes Derivat des THCs. Nabilon wird als Kapselformulierung mit einer Dosierung von 1 mg oral eingenommen. Der Wirkungseintritt ist nach 60 bis 90 Minuten zu erkennen. $T_{max}$ wird nach etwa zwei Stunden erreicht. Somit unterscheiden sich die pharmakokinetischen Parameter erheblich von anderen Cannabis-Varianten, vor allem von den Blüten. Nabilon wird darüber hinaus zu zwei Metaboliten verstoffwechselt und führt nicht zu einem positiven THC-Test im Urin.

Das Präparat Canemes® mit dem Wirkstoff Nabilon ist zur Behandlung von Chemotherapie-induzierter Übelkeit und Erbrechen bei Krebs-Patienten zugelassen, die auf eine andere antiemetische Therapie nicht ausreichend ansprechen. Ein Therapiebeginn wird mit 1 mg am Abend vor der Chemotherapie empfohlen. Eine übliche Dosis sind 1 bis 2 mg täglich; eine Tageshöchstdosis von 6 mg sollte nicht überschritten werden. Die Therapie kann sich über einen kompletten Chemotherapie-Zyklus erstrecken und endet spätestens 48 Stunden danach (Fachinformation Canemes® 2015).

Die Europäische Kommission hat im September 2019 Epidyolex® als Orphan Drug zugelassen. Epidyolex® ist eine Cannabidiol-Lösung zum Einnehmen, wobei das CBD aus Cannabispflanzen gewonnen und anschließend aufgereinigt wird. Die Anwendung von Epidyolex® erfolgt bei Kindern ab 2 Jahren als Begleitmedikation zu Clobazam bei Dravet-Syndrom und Lennox-Gastaut-Syndrom, zwei seltenen und schwer behandelbaren Formen kindlicher Epilepsien.

Epidyolex® steht als perorale Lösung mit einer Konzentration von 100 mg/ml zur Verfügung. Die empfohlene Startdosis wird mit 2,5 mg/kg Körpergewicht zweimal täglich (Tagesgesamtdosis: 5 mg/kg Körpergewicht) angegeben. Nach einer Woche kann die Dosis verdoppelt werden auf 5 mg CBD pro kg Körpergewicht zweimal täglich (Tagesgesamtdosis: 10 mg/kg Körpergewicht) und kann, wenn erforderlich und in mehreren Schritten, bis 10 mg/kg Körpergewicht zweimal täglich (Tagesgesamtdosis: 20 mg/kg Körpergewicht) gesteigert werden.

## 6.2 Rezepturen

Eine Cannabis-Therapie wird jedoch in der Regel in Form von Rezepturen und somit nicht als Fertigarzneimittel umgesetzt. In diesen Fällen stellen für den Patienten individuell hergestellte Rezepturen das Arzneimittel dar. Es empfiehlt sich bei der Herstellung auf NRF-Vorschriften zurückzugreifen, da diese eine hohes Maß an Praktikabilität und Sicherheit bieten. Die Rezeptur-Vorschriften umfassen sowohl Monographien zur Verarbeitung und Anwendung von Reinsubstanzen (Dronabinol, Cannabidiol) als auch Vorschriften für die Handhabung und Anwendung der Droge *Cannabis flos*. Außerdem können mit Hilfe der NRF-Rezepturen unterschiedliche Darreichungsformen wie Lösung oder Kapseln realisiert werden, so dass auch in Bezug auf die Galenik eine sehr Patienten-individuelle Therapie ermöglicht wird.

NRF-Vorschriften sind wünschenswert, aber keinesfalls zwingend vorgeschrieben.

- Ölige Dronabinol-Tropfen 25 mg/ml (NRF 22.8.)
- Ölige Cannabidiol-Lösung 50 mg/ml / 100 mg/ml (NRF 22.10.) [KEIN Betäubungsmittel!]
- Dronabinol-Kapseln 2,5 mg / 5 mg / 10 mg (NRF 22.7.)
- Ölige Cannabisölharz-Lösung 25 mg/ml (NRF 22.11.)*
- Cannabisblüten zur Inhalation nach Verdampfung (NRF 22.12.)
- Cannabisblüten in Einzeldosen zur Inhalation nach Verdampfen (NRF 22.13.)
- Cannabisblüten zur Teezubereitung (NRF 22.14.)
- Cannabisblüten in Einzeldosen zu 0,25 g / 0,5 g / 0,75 g / 1 g zur Teezubereitung (NRF 22.15.)
- Ethanolische Dronabinol-Lösung 10 mg/ml zur Inhalation (NRF 22.16.)

**Tabelle 4: Rezepturvorschriften im NRF (Stand Mai 2020); *) zum 01.06.2020 durch DAB Monografie „Eingestellter Cannabisextrakt" ersetzt**

Tabelle 4 zeigt eine Übersicht der aktuell im NRF verfügbaren Vorschriften zur Herstellung und zum Umgang mit Cannabis-Inhaltsstoffen sowie Cannabisblüten. Diese Vorschriften sind keinesfalls verpflichtend für eine Verordnung und Varianten dieser Grundrezepturen, z. B. abweichende Konzentrationen, sind vorstellbar. Weitere Grundrezepturen bzw. gänzlich andere Darreichungsformen sind aktuell galenisch nicht vorgesehen. Es gibt auch keine in der Literatur beschriebenen klinischen Einsatzgebiete für andere Darreichungsformen.

## 6.2.1 Einsatz von Cannabis als Droge

Neben den beschriebenen Fertigarzneimitteln und Rezepturen mit einzelnen wirksamkeitsbestimmenden Inhaltsstoffen kann Cannabis seit dem 10.3.2017 auch in Form von pflanzlichem Material, genauer gesagt als weibliche Blüten von *Cannabis sativa* („Marihuana" bzw. pharmazeutisch „Cannabisblüten", „*Cannabis flos*"), oder von standardisierten Cannabis-Extrakten zur Therapie schwerkranker Patienten eingesetzt werden.

Die Droge *Cannabis flos* ist in unterschiedlichen Varietäten verfügbar. Die einzelnen Varietäten unterscheiden sich (nicht nur) in ihrem Gehalt an THC und CBD. Tabelle 5 zeigt eine exemplarische Auswahl aktuell angebotener Cannabis-Blüten ohne Anspruch auf Vollständigkeit. Jede Sorte stellt eine „individuelle Zubereitung" dar. Keinesfalls darf man von „generischen" Blüten sprechen. Selbst Blütensorten zu vergleichen ist vor dem Hintergrund der Individualität außerordentlich kritisch zu betrachten. Frei nach Herrn Prof. Dingermann ist hier „der Extrakt oder besser die Pflanze der Wirkstoff" und damit einzigartig. Auch die Verordnung muss eine konkrete Sorte benennen und kann nicht durch den Apotheker auf Basis eines THC-CBD-Verhältnisses ausgewählt werden.

| Sorte | Gehalt THC (in %) | Gehalt CBD (in %) | Genetik |
|---|---|---|---|
| Bedrocan | ca. 22 | < 1 | Sativa |
| Bedica | ca. 14 | < 1 | Indica |
| Bedrobinol | ca. 13,5 | < 1 | Sativa |
| Bediol | ca. 6,3 | ca. 8 | Sativa |
| Bedrolite | < 1 | ca. 9 | Sativa |
| Pedanios 22/1 | ca. 22 | < 1 | ? |
| Pedanios 18/1 | ca. 18 | < 1 | ? |
| Pedanios 16/1 | ca. 16 | < 1 | ? |
| Pedanios 14/1 | ca. 14 | < 1 | ? |
| Pedanios 8/8 | ca. 8 | ca. 8 | ? |
| Red No 4 | ca. 24,3 | < 0,5 | Indica |
| Bakerstreet | ca. 23,4 | < 0,5 | Indica |
| Red No 2 | ca. 20,3 | < 0,5 | Sativa |
| Orange No 1 | ca. 13,6 | <0,5 | Indica |
| Green No 3 | ca. 8,1 | ca. 11,7 | Hybrid |
| Argyle | ca. 5,4 | ca. 7 | Indica |

**Tabelle 5: Exemplarische Auswahl von Cannabisblüten des deutschen Arzneimittelmarktes**

Die Sortenvielfalt und deren Verfügbarkeiten können sich kurzfristig ändern. Tabelle 5 dient als exemplarische Übersicht zum Verständnis einiger für Cannabisblüten geltenden Grundprinzipien. Im konkreten Fall empfiehlt sich eine tagesaktuelle Abfrage der Verfügbarkeiten der Sorten beim jeweiligen Anbieter.

Nur sehr vereinzelt – wenn überhaupt – sind Cannabisblüten über den pharmazeutischen Großhandel zu bekommen. Da es sich nicht um Fertigarzneimittel handelt, ist ein Einzelimport auf Basis einer Verordnung nach § 73 AMG nicht möglich, da dieser ein Fertigarzneimittel voraussetzt. Somit bleiben nur spezialisierte Importeure, von denen verschiedene auf dem deutschen Markt zugegen sind. Die Bezugsquellen sind zwischenzeitlich hinreichend bekannt und veröffentlicht, so dass an dieser Stelle von einer Liste Abstand genommen wird.

Nach Aussage des Herstellers Pedanios (www.pedanios.de) werden deren Sorten nicht mittels Gamma-Strahlung behandelt, sondern sind bereits durch den Produktionsprozess ausreichend frei von Kontaminationen und mikrobiellen Verunreinigungen. Dies ist offensichtlich ein Unterscheidungskriterium zu den anderen Sorten bzw. Herstellern.

Die Abbildungen 7 und 7a zeigen die Droge *Cannabis flos* in ihrem Zustand vor und nach Zerkleinerung und Sieben, wie im NRF beschrieben. Anhand dieser Abbildungen kann ungefähr abgeschätzt werden, mit welchen Staubbelastungen am jeweils gewählten Arbeitsplatz in der Apotheke zu rechnen ist (siehe dazu auch unten Kapitel 6.2.1.2).

Cannabisblüten werden aufwendig und unter maximal stabilen und immer gleichen Bedingungen produziert. Trotzdem sind Abweichungen der Inhaltsstoffe nicht zu verhindern bzw.

auszuschließen. Es handelt sich schließlich um pflanzliches Material. Abbildung 8 zeigt exemplarisch verschiedene Analysenzertifikate, die den tatsächlichen Gehalt an THC im Vergleich zum eigentlich für die jeweilige Sorte vorgesehenen ausweisen.

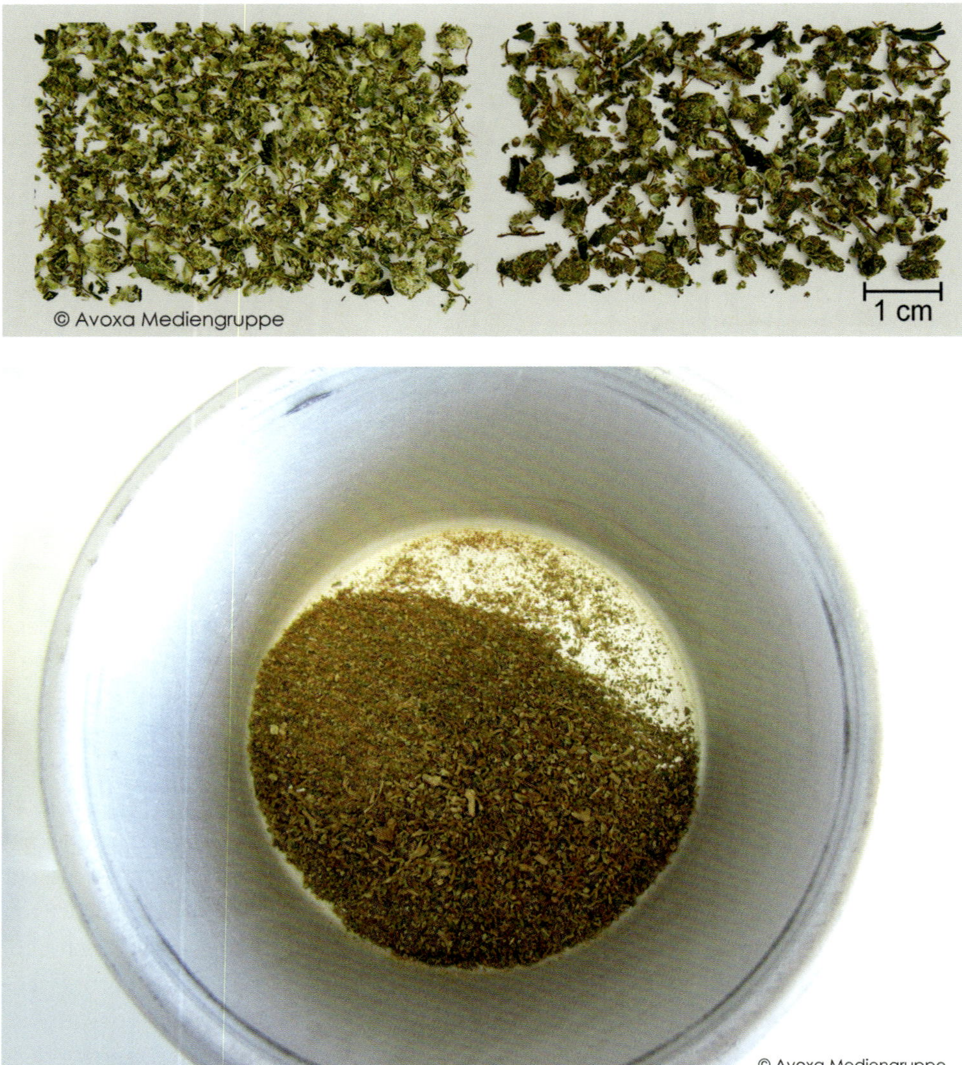


Abbildung 7/7a: Cannabis-Blüten vor und nach Zerkleinerung (Fotos: DAC/NRF)

| Sorte | Gehalt THC (in ca. %)* | Gehalt CBD (in ca. %)* | Genetik |
|---|---|---|---|
| Red No 4 | ca. 24,3 | < 0,5 | Indica |
| Bakerstreet* | ca. 23,4 | < 0,5 | Indica |
| Red No 2 | ca. 20,3 | < 0,5 | Sativa |

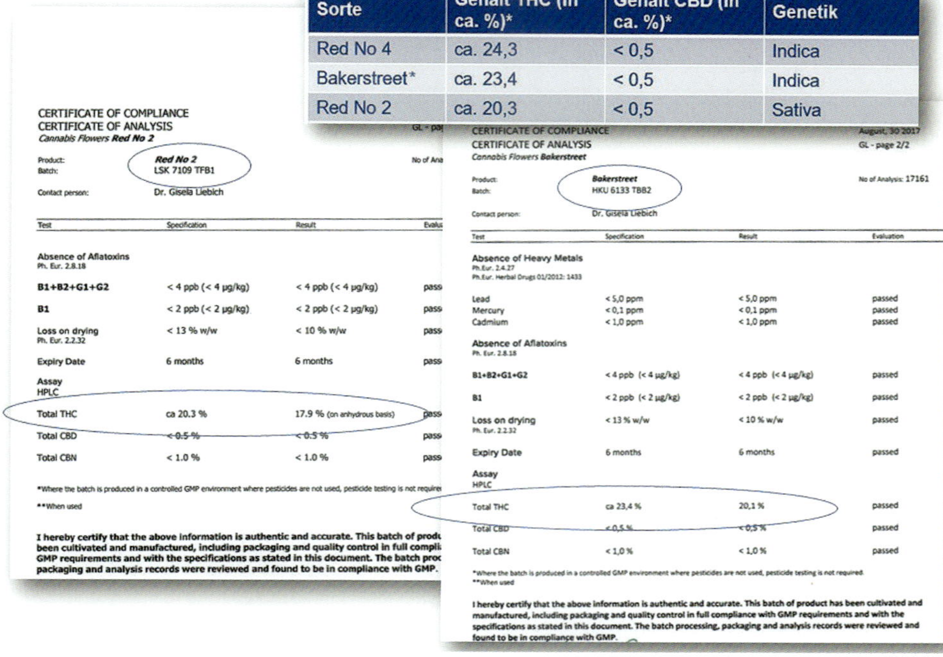

CERTIFICATE OF COMPLIANCE
CERTIFICATE OF ANALYSIS
*Cannabis Flowers* ***Red No 2***

Product: ***Red No 2*** 
Batch: LSK 7109 TFB1

Contact person: Dr. Gisela Liebich

| Test | Specification | Result | Evalu |
|---|---|---|---|
| **Absence of Aflatoxins** Ph. Eur. 2.8.18 | | | |
| **B1+B2+G1+G2** | < 4 ppb (< 4 µg/kg) | < 4 ppb (< 4 µg/kg) | pass |
| **B1** | < 2 ppb (< 2 µg/kg) | < 2 ppb (< 2 µg/kg) | pass |
| Loss on drying Ph. Eur. 2.2.32 | < 13 % w/w | < 10 % w/w | pass |
| Expiry Date | 6 months | 6 months | pass |
| Assay HPLC | | | |
| Total THC | ca 20.3 % | 17.9 % (on anhydrous basis) | pass |
| Total CBD | < 0.5 % | < 0.5 % | pass |
| Total CBN | < 1.0 % | < 1.0 % | pass |

*Where the batch is produced in a controlled GMP environment where pesticides are not used, pesticide testing is not require

**When used

**I hereby certify that the above information is authentic and accurate. This batch of produ been cultivated and manufactured, including packaging and quality control in full compli GMP requirements and with the specifications as stated in this document. The batch proc packaging and analysis records were reviewed and found to be in compliance with GMP.**

CERTIFICATE OF COMPLIANCE August, 30 2017
CERTIFICATE OF ANALYSIS GL - page 2/2
*Cannabis Flowers* ***Bakerstreet***

Product: ***Bakerstreet*** No of Analysis: 17161
Batch: HKU 6133 TBB2

Contact person: Dr. Gisela Liebich

| Test | Specification | Result | Evaluation |
|---|---|---|---|
| **Absence of Heavy Metals** Ph.Eur. 2.4.27 Ph.Eur. Herbal Drugs 01/2012: 1433 | | | |
| Lead | < 5,0 ppm | < 5,0 ppm | passed |
| Mercury | < 0,1 ppm | < 0,1 ppm | passed |
| Cadmium | < 1,0 ppm | < 1,0 ppm | passed |
| **Absence of Aflatoxins** Ph. Eur. 2.8.18 | | | |
| B1+B2+G1+G2 | < 4 ppb (< 4 µg/kg) | < 4 ppb (< 4 µg/kg) | passed |
| B1 | < 2 ppb (< 2 µg/kg) | < 2 ppb (< 2 µg/kg) | passed |
| Loss on drying Ph. Eur. 2.2.32 | < 13 % w/w | < 10 % w/w | passed |
| Expiry Date | 6 months | 6 months | passed |
| Assay HPLC | | | |
| Total THC | ca 23,4 % | 20,1 % | passed |
| Total CBD | < 0,5 % | < 0,5 % | passed |
| Total CBN | < 1,0 % | < 1,0 % | passed |

*Where the batch is produced in a controlled GMP environment where pesticides are not used, pesticide testing is not required.
**When used

**I hereby certify that the above information is authentic and accurate. This batch of product has been cultivated and manufactured, including packaging and quality control in full compliance with GMP requirements and with the specifications as stated in this document. The batch processing, packaging and analysis records were reviewed and found to be in compliance with GMP.**

Abbildung 8: Beispielhafte Darstellung zweier Analysenzertifikate, die Unterschiede im Gehalt von THC im Vergleich zwischen der Sortenspezifikation und den tatsächlichen Werten zeigen.

### *6.2.1.1 Identitätsprüfung*

Nach den Ausführungen des Regierungspräsidiums Darmstadt (Darmstadt 2017) handelt es sich bei Cannabisblüten nicht um ein Fertigarzneimittel, sondern vielmehr um eine Ausgangssubstanz vergleichbar mit z. B. Opiumtinktur oder Pfefferminztee. Aus diesem Grund muss nach Erhalt des entsprechenden pflanzlichen Materials eine Identitätsprüfung gemäß §§ 6 und 11 Apothekenbetriebsordnung vorgenommen werden. Voraussetzung für die Beschränkung auf die Identitätsprüfung ist jedoch das Vorhandensein eines (GMP-)Analysenzertifikats nach § 6 Apothekenbetriebsordnung. Ein solches wird entweder mit der Ware geliefert oder steht seitens des Herstellers online zum Download zur Verfügung.

Eine Monographie im Europäischen Arzneibuch für Cannabisblüten ist bisher nicht vorhanden. Im Deutschen Arzneibuch (DAB) findet sich hingegen die Monographie „Cannabisblüten / Cannabis flos". Zunächst gilt es festzuhalten, dass diese Monographie für alle vorhandenen Sorten (Varietäten) Geltung hat („Die Droge enthält mindestens 90,0 und höchstens 110,0 Prozent der in der Beschriftung angegebenen Mengen …"). Offizinell ist die Spezies *Cannabis sativa L.* Da an dieser Stelle die offizielle Drogentaxonomie als Basis herangezogen wird, kann auch auf Basis dieser Monographie eine Indica-basierende Sorte abgegeben werden (*C. sativa* ssp. *indica* ist eine Subspezies von *C. sativa*).

Die Monographie verweist auf einen „charakteristischen Geruch nach Cannabisblüten", was tatsächlich unverwechselbar zu sein scheint. Es ist jedoch davon auszugehen, dass es zukünftig auch geruchsfreie Cannabisblüten geben wird.

Wie bereits beschrieben, ist eine Identitätsprüfung für Cannabisblüten in der Apotheke unumgänglich. Die genannte DAB-Monographie beschreibt die Identitätsreaktion aus drei Teilen:

1.) eine makroskopische Betrachtung der erhaltenen Droge
2.) eine mikroskopische Untersuchung auf Basis eines Chloralhydratpräparates ausgehend von der pulverisierten Droge (Zitat DAB)
3.) eine Prüfung mittels Dünnschichtchromatographie.

Im DAC/NRF befindet sich eine alternative Identifizierungsmethode, die aktuell sicher am meisten Beachtung findet. Sie ist eine sinnvolle Kombination aus pharmazeutisch wissenschaftlichen Notwendigkeiten zur sicheren Identifizierung und der praktischen Umsetzbarkeit. Zunächst beinhaltet auch diese Identifizierungsvorschrift drei beschriebene Teile. In diesem Fall werden neben einer makroskopischen Untersuchung der vorliegenden Droge jedoch zwei unterschiedliche dünnschichtchromatografische Methoden (DAC-Probe 10 oder 11) zur Auswahl gestellt. Nach dieser Vorschrift ist lediglich eine zweiteilige Prüfung aus makroskopischer Betrachtung und einer Chromatografie notwendig. Auf die Mikroskopie wird nicht (mehr) eingegangen.

Das Grundprinzip der beiden beschriebenen Methoden ist jedoch identisch. Einmal wird mittels vertikaler, kleiner DC-Platten gearbeitet (DAC Probe 11); einmal hingegen mittels horizontaler HPTLC-Platten (DAC-Probe 10). Im Unterschied zur bereits vorher beschriebenen chromatografischen Untersuchungen wird in diesem Fall die zerkleinerte Droge für zwei Stunden im Trockenschrank oder auf einer Heizplatte auf 120 °C erhitzt. Damit werden die Aktivierungsschritte der wirksamkeitsbestimmenden Pflanzeninhaltsstoffe durchgeführt. Somit wird nicht mehr nach THC-A „gesucht", sondern THC und CBD sind die Analyten. Dies führt auch zu der Notwendigkeit anderer Fließmittel und DC-Platten (siehe dazu Tabelle 6). Als Vergleichssubstanzen werden in diesem Fall entweder THC und CBD oder – einfacher und kostengünstiger – Bornylacetat und Menthol aus dem Reagenziensatz der Apotheke eingesetzt. Diese beiden dienen als sogenannte Laufweitenmarker, um die DC-Platte in drei Abschnitte zu unterteilen (unteres, mittleres und oberes Drittel) (siehe Abbildung 9). Abschließend wird die Platte mit Vanillin-Reagenz zur Detektion besprüht.

Zur Identitätsprüfung von Cannabisblüten sind in jüngster Zeit auch „Teststreifen" auf den Markt gekommen, die der Apotheke letztlich die Chromatografie und die damit verbundenen Arbeitsschritte und Investitionen abnehmen sollen. Für das pharmazeutische Personal ist dabei wichtig, dass die verwendeten Teststreifen vom Hersteller ausdrücklich zur Analytik von Cannabis-Blüten ausgewiesen sind. Eine entsprechende Aufarbeitungsmethode für die Cannabisblüten muss seitens des jeweiligen Anbieters valide vorliegen. Darüber hinaus darf von den Vorschriften des DAB bzw. DAC/NRF nur abgewichen werden, wenn eine Gleichwer-

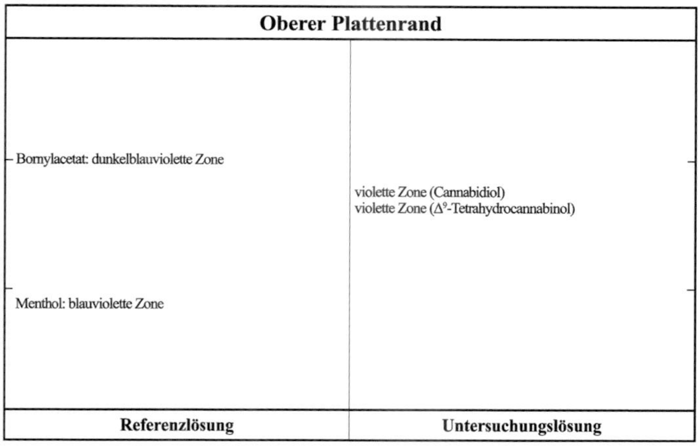


Abbildung 9: Schematische Darstellung der DC-Platte zur Identitätsprüfung von Cannabis-Blüten nach DAC

tigkeit der beiden Analysemethoden zweifelsfrei nachgewiesen wurde. Letztlich scheinen diese „analytischen Werkzeuge" auf den ersten Blick eine Erleichterung der Arbeit zu sein. Allerdings darf nicht vergessen werden, dass erstens die Blüten ebenfalls zur Herstellung einer Prüflösung aufgearbeitet werden müssen, und zweitens die Kosten für die Teststreifen gegen die Kosten einer (langfristig angelegten) Chromatografie abgewogen werden müssen. Letztere hat zweifelsfrei hohe Investitionskosten zu Beginn, dann aber relativ geringe Kosten in der Folge bei längerer Nutzung. Zusätzlich muss sichergestellt sein, dass auch Cannabidiol in der DAB-Monographie auf Identität geprüft werden muss, d. h. bei Cannabisblüten mit THC- und CBD ist neben dem immunochemischen Nachweis des THCs mithilfe des Teststreifens auch ein Nachweis für CBD durchzuführen. Nach bisherigem Stand ist für CBD kein „Teststreifen" verfügbar, so dass auf chromatografische oder nasschemische Farbnachweise zurückgegriffen werden muss.

Immer wieder wurde oder wird ebenfalls versucht, mittels verfügbarer Dronabinol-Teststreifen bzw. handelsüblicher THC-(Urin-)Tests die Identität von Cannabis-Blüten zu bestimmen und damit die ausführliche, im DAB beschriebene Analytik zur Identität kostengünstig und zeitsparend zu umgehen. Bei solchen Streifentests handelt es sich um analytische Werkzeuge, die für die jeweilige Fragestellung validiert sein müssen. Um Cannabis-Blüten analytisch bearbeiten zu können, müssen die dafür eingesetzten Teststreifen entsprechend validiert sein. Der Einsatz von zur Dronabinol-Analytik vorgesehener Teststreifen wäre per Definition wertlos. Gleiches gilt für Urin-Drogen-Tests.

| | DAB | DAC/NRF: alternative Identifizierungsmethode | Teststreifen |
|---|---|---|---|
| Erhitzen der Droge vor Analytik? | nein | ja | Eine für den konkreten Teststreifen vorliegende Aufarbeitung der Blüten muss vorliegen und umgesetzt werden |
| Referenzsubstanzen | Cannabidiol und THC-A | THC / CBD oder Bornylacetat / Menthol | keine |
| Platte | Octadecylsilyliertes Kieselgel $F_{254}$ (2 – 10 µm) | Kieselgel | keine |
| Fließmittel | MeOH : $H_2O$ : Essigsäure 99 % (70:15:15) | Petrolether : Ether 80:20 | kein |
| Detektion | | Vanilin-Reagenz | Anhand von Farbreaktionen auf dem Teststreifen |

**Tabelle 6: Übersicht beschriebener chromatografischer Methoden als Identitätsreaktion für Cannabisblüten**

### *6.2.1.2 Auswahl des Arbeitsplatzes*

Wird in der Apotheke mit Cannabisblüten gearbeitet, muss der Arbeitsplatz mit großer Sorgfalt ausgewählt werden. Einerseits müssen alle notwendigen Geräte (z. B. Analysenwage zum Abfassen von Einmalportionen, usw.) vorhanden sein, andererseits ist durch die Verarbeitung von Cannabisblüten mit einem erhöhten Aufkommen von Geruch und / oder Stäuben zu rechnen. Die ursächliche Begründung der Trennung von Rezeptur und Tee-Drogen-Arbeitsplatz liegt in einer etwaigen – ggf. auch zulässigen – mikrobiellen Belastung von Tee-Drogen bzw. pflanzlichem Material. Würde man mit diesen standardmäßig in der Rezeptur arbeiten, wäre eine Verschleppung in andere Rezepturen leicht vorstellbar. Sicherlich wurde bei der Übertragung dieses richtigen Gedankens nicht an solch diffizile Drogen wie *Cannabis flos* gedacht. Eine Änderung der Apothekenbetriebsordnung aus diesem Grund ist allerdings vorerst nicht zu erwarten, so dass in Übereinstimmung mit der jeweils zuständigen Aufsichtsbehörde eine einerseits praktikable, andererseits pharmazeutisch einwandfreie Lösung vor Ort zu finden ist. Aus Sicht der Autoren dieses Buches wird in den meisten Fällen die Rezeptur – oder wenigstens ein Randbereich der Rezeptur – als Arbeitsort zu bevorzugen und zu verantworten sein, da dort die notwendigen Geräte vorhanden sind und eine Kontamination im Nachgang zu den Arbeiten durch gründliches Reinigen entfernbar ist. Sollte es räumlich möglich sein, wären auch geeignete Flächen im Labor bzw. am Übergang zwischen Labor und Rezeptur für den „Cannabis-Arbeitsplatz" denkbar. Der klassische „Teedrogen-Arbeitsplatz" ist keine praktikable und sinnvolle Option.

### *6.2.1.3 Auswahl und Beschriftung des Abgabebehältnisses*

Die Abgabe der Cannabisblüten darf in der Regel nicht im Bezugsgefäß erfolgen. Ein Umfüllen ist grundsätzlich – wie üblich bei Rezepturen – vorgeschrieben. Bei der Auswahl des Abgabegefäßes spielen selbstverständlich die Verwendung und die ärztliche Anordnung eine entscheidende Rolle. Bei Anwendung einer NRF-Rezeptur sind beispielsweise Pulverkapseln aus Papier (NRF 22.15.) empfohlen, da bei einer Beschichtung die Gefahr bestehen würde, dass die lipophilen Substanzen in das Wachs übergehen könnten. Augenmerk muss auch auf eine etwaige Kindersicherung gelegt werden. Ziel muss es in der Praxis sein, diese zu gewährleisten. Allerdings hält sich das Vergiftungsrisiko aufgrund der fehlenden Aktivierung beim oralen Verzehr der Cannabisblüten in Grenzen, so dass die Kindersicherung nicht oberste Priorität haben muss. Bei fehlenden Alternativen kann gemäß NRF auch eine Schraubdeckeldose verwendet werden. Für die Auswahl der Gefäße bietet der Bezugsquellennachweis im NRF (III.3.) eine gute Grundlage. Die Beschriftung des Abgabegefäßes muss alle Angaben nach § 14 Apothekenbetriebsordnung umfassen. Auf das Abgabegefäß ist ein Hinweis „vor Licht geschützt" nach Anlage I des DACs aufzubringen.

### *6.2.1.4 Anwendung und „Darreichungsformen"*

Besonders auffällig ist die Anwendung der Cannabisblüten in Form eines Tees. Die Hauptwirkstoffe, u. a. THC, sind bekanntermaßen lipophil und damit zunächst als schlecht wasserlöslich zu betrachten. Um eine verlässliche und ausreichend genaue Dosierung bei der Tee-Herstellung zu gewährleisten, werden nach NRF-Vorschrift (z. B. NRF 22.15.) die erhaltenen Cannabis-Pflanzenteile mittels einer Kräutermühle (siehe Abbildung 10) zerkleinert (= grob „gemahlen"). Dieser Vorgang gilt dann als erfolgreich beendet, wenn es (praktisch) keinen Rückstand auf einem 2000 µm-Sieb gibt. Damit kann die Droge fast als „pulverisiert" bezeichnet werden. Streng genommen handelt es sich jedoch um einen Feinschnitt gemäß dem DAB-Text N 2.8.5 „Zerkleinerungsgrad von Schnitt- und Pulverdrogen". Ist eine Einzeldosierung seitens der Apotheke durch den Arzt verordnet, erfolgt die Abfüllung in Papier-Pulverkapseln. Das Nutzen von beschichtetem Material muss immer kritisch hinterfragt werden, da eine Interaktion mit den sehr lipophilen Inhaltsstoffen des Cannabis nicht auszuschließen ist. Hartgelatine-Kapseln eignen sich hierfür nicht.

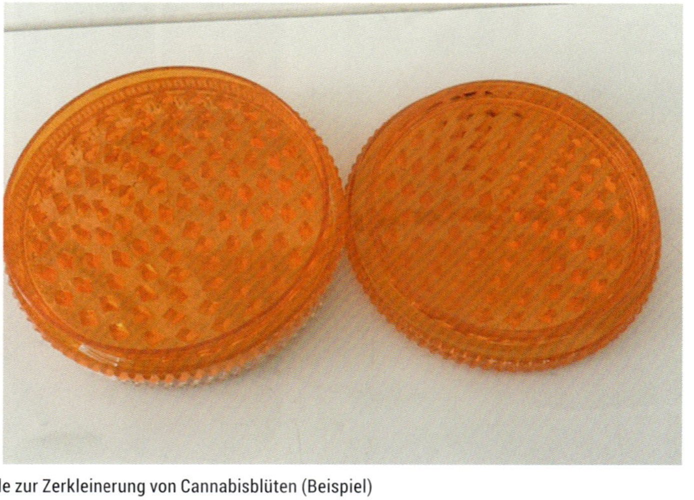

**Abbildung 10: Mühle zur Zerkleinerung von Cannabisblüten (Beispiel)**

Patienten stellen den Tee dann her, indem der Inhalt einer Pulverkapsel (z. B. 0,25 g Cannabis-Droge in 250 mL Wasser) 15 Minuten lang abgedeckt bei schwachem Sieden gehalten wird. Ein einfacher Aufguss oder ein kurzes Aufkochen, wie bei anderen Tees üblich, ist bei der Cannabis-Anwendung aufgrund des notwendigen Aktivierungsschrittes nicht ausreichend. Ziel dieses Aufgusses im Sinne der DAC-Monographie D-095 („Wässrige Drogenauszüge“) ist es, eine annähernd vorhersehbare Konzentration der wirksamkeitsbestimmenden Inhaltsstoffe im wässrigen Medium zu erreichen. Nach NRF-Vorschrift liegt diese bei einem „Standard-Verhältnis“ von einem Gramm Droge auf einen Liter Wasser für trans-$\Delta^9$-Tetrahydrocannabinol bei etwa zehn Milligramm pro Liter.

Die unterschiedlich beschriebenen Einzeldosen pro Pulverkapsel dienen damit der Umsetzung verschiedener Ansatzgrößen. Der Patient sollte den Tee in einer Thermoskanne aufbewahren und üblicherweise mit einer Tasse (ca. 200 mL) pro Tag beginnen, was etwa zwei Milligramm THC entspricht.

Nach Zerkleinerung und Einzeldosen-Abfüllung ist eine Anwendung nach Verdampfen ebenfalls denkbar und möglich. Selbstverständlich funktioniert dies nicht durch Zugabe von heißem Wasser wie bei ätherischen Ölen, da die Temperatur des Wassers für ein Verdampfen nicht ausreichend ist. Pharmazeutisch ist eine Anwendung mittels klassischen Rauchens z. B. als „Joint“ ebenfalls abzulehnen, nicht nur um toxische Begleitsubstanzen u. a. durch einen Tabakkonsum zu vermeiden. Im pharmazeutisch-medizinischen Sinne ist eine inhalative

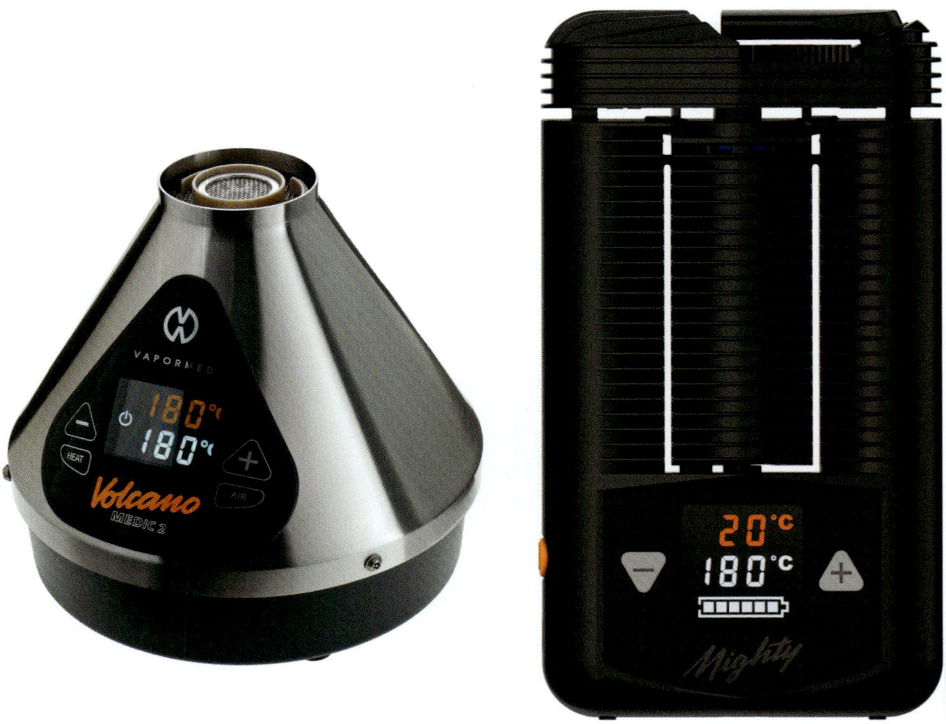


**Abbildung 11: Verdampfergeräte zur Inhalation von Cannabisblüten (Beispiele)**

Applikation mittels elektrischer Verdampfergeräte („Hilfsmittel") die einzig empfehlenswerte Möglichkeit. Aktuell gibt es verschiedene geeignete Geräte auf dem Markt (siehe z. B. Firma Storz & Bickel GmbH & Co. KG, Vertrieb z. B. über die Firma WEPA Apothekenbedarf GmbH & Co KG), wobei in diesem Marktsektor wahrscheinlich weitere Produkte zu erwarten sind. Mit diesen Geräten und einem kleinen Metallschwamm kann auch die ethanolische Dronabinol-Lösung (NRF 22.16.) zur Anwendung gebracht werden.

Die NRF-Monographien sehen eigentlich eine Dosierung der zerkleinerten Cannabisblüten nach Volumen vor, weswegen das NRF verschiedene Löffel aufführt. Mit Hilfe dieser Löffel (siehe Bezugsquellenverzeichnis Löffel der Firmen Iphas und WEPA Apothekenbedarf GmbH & Co KG) soll eine Dosierung volumetrisch durchgeführt werden. Beispielsweise heißt es in der Monographie NRF 22.12. als Beschriftung zur Dosierung: „1-mal täglich 1 Dosierlöffel locker mit Droge gefüllt nach der Betriebsanleitung des Verdampfergerätes in die Füllkammer einbringen, verdampfen und durch den Mund inhalieren". Aus praktischen Überlegungen muss die Eignung der beschriebenen Löffel jedoch in Frage gestellt werden, da die feingeschnittene Droge einerseits klebt und andererseits elektrostatisch aufgeladen auch außen am Löffel anhaftet. Es ist davon auszugehen, dass der Patient nicht um eine massebasierende Dosierung herumkommt.

Gemäß den Vorschriften sollte die Droge dicht verschlossen und dunkel gelagert werden, um Oxidationsprozesse zu verhindern. Abbildung 12 beschreibt den Abbau durch Luftsauerstoff auf molekularer Ebene. Verbesserte Lagerbedingungen können durch ein Aufbewahren im Kühlschrank erreicht werden. Schlussendlich wäre die Lagerung unter Inertgas denkbar. Sie ist aber nicht zwingend vorgeschrieben. Das DAB schreibt in seiner Monographie für die Apotheke keine Kühlschranklagerung mehr vor. Als Abgabehinweis an den Kunden sollte je-

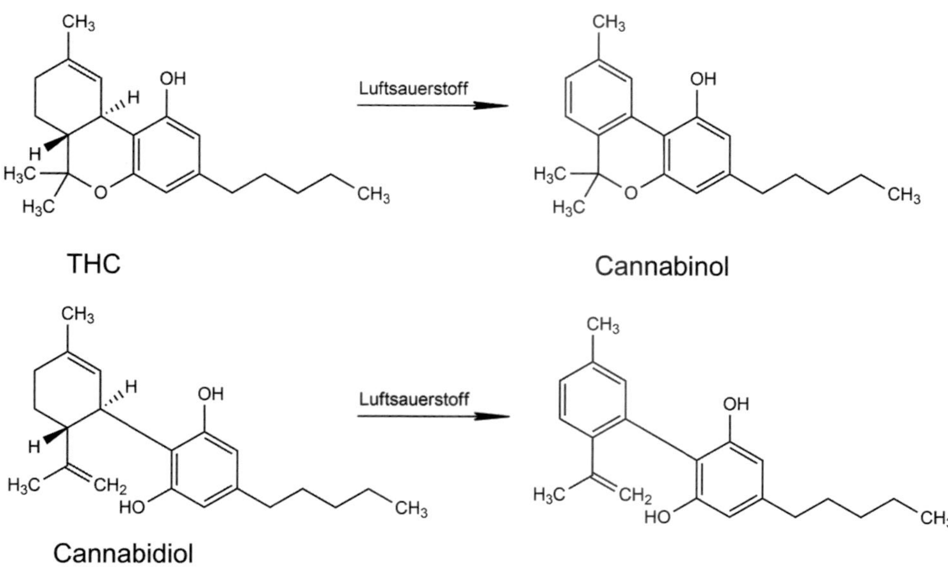


Abbildung 12: Oxidativer Abbau von THC

doch durchaus eine Kühllagerung empfohlen werden, da die Lagerstabilität nach wie vor kritisch diskutiert wird (siehe Infokasten „Lagerstabilität Cannabis-Blüten").

**Lagerstabilität Cannabis-Blüten**

1971 führten Fairbain et al. Experimente durch, um die Wirkung von Licht, Sauerstoff und Temperatur auf den Abbau von THC in Blüten- und Harz (Haschisch) zu testen. Dabei wurde festgestellt, dass das Licht den stärksten Effekt auf einen Abbau hat (Fairbairn, Liebmann and Rowan, 1976). Die Wirkung von Sauerstoff schien viel weniger bedeutend zu sein. Dies kann daran liegen, dass die Cannabinoide in der Pflanze in „gut verschlossenen Behältern", den Drüsen, gelagert werden, die die Wirkstoffe schützen. Mechanische Einwirkungen während der Probenvorbehandlung können die Drüsen beschädigen, die die Wirkstoffe freisetzen, und die Exposition von THC gegen Sauerstoff maßgeblich erhöhen und den Abbau beschleunigen.

Trofin et al. untersuchten den Einfluss der Lagerbedingungen auf den Cannabinoidgehalt verschiedener Blütenproben, die bei Dunkelheit und 4 °C gelagert wurden bzw. bei 22 °C und natürlichem Licht. Der Beobachtungszeitraum umfasste vier Jahre. Der Gehalt an THC und CBN wurde periodisch bestimmt, und der Abbau von THC und die Zunahme von CBN wurden im ersten Jahr schneller als in den folgenden Jahren festgestellt und für die Proben, die Licht bei 22 °C ausgesetzt waren, ausgeprägter als die in Dunkelheit bei 4 °C. Ähnliche Ergebnisse wurden für Cannabisharzproben erhalten, obwohl ein stetiger Abbau von THC über die gesamte Lagerdauer beobachtet wurde (Trofin *et al.*, 2012). Lindholst untersuchte die Stabilität von Cannabinoiden in Cannabisharzplatten und Cannabisextrakten bei Langzeitlagerung (Lindholst, 2010). Die Konzentrationen der wichtigsten Cannabinoide wurden regelmäßig während der Lagerung bei Raumtemperatur, 4 °C und -20 °C für bis zu 4 Jahre gemessen. Es wurde festgestellt, dass die Cannabinoidstabilität in Cannabismaterial durch Licht, Temperatur und möglicherweise auch durch Anwesenheit von Sauerstoff beeinflusst wird.

Zamengo et al. untersuchten in einer aktuellen Studie sechs hochwirksame Cannabisprodukte, bestehend aus Blüten und Harz (Zamengo *et al.*, 2019). Die unterschiedlichen THC-Anfangskonzentrationen lagen in einem Bereich von 9,8 bis 18,9 % THC in den Blüten und von 18,1 bis 53 % in den Harzen.

Die Probe wurden unter verschiedenen Lagerbedingungen (A, B, C und D) über 4 Jahre gelagert und in regelmäßigen Abständen analysiert.

| Lagerbedingungen | Licht (24 h) | Temperatur (°C) | Bemerkungen |
|---|---|---|---|
| A | Ja | 22±2 (Raumtemperatur) | Verschlossen mit transparentem Mull |
| B | Nein | 22±2 | Verschlossen mit transparentem Mull und dunklem Gewebe |
| C | Nein | 4±1 (Kühlschrank) | Verschlossen mit Schraubverschluss |
| D | Nein | -20±1 (Tiefkühlschrank) | Verschlossen mit Schraubverschluss |

Tabelle 7: Lagerbedingungen in der Studie

Die experimentell bestimmten Konzentrationen an THC und CBN zeigen eine Korrelation zwischen einer Abnahme im THC-Gehalt und einer Zunahme im CBN-Gehalt in unterschiedlicher Ausprägung. Um eine bessere Vergleichbarkeit herzustellen wurden alle Konzentrationen durch Teilen der experimentellen Konzentration von THC und CBN durch die Anfangskonzentration von THC und CBN normalisiert.

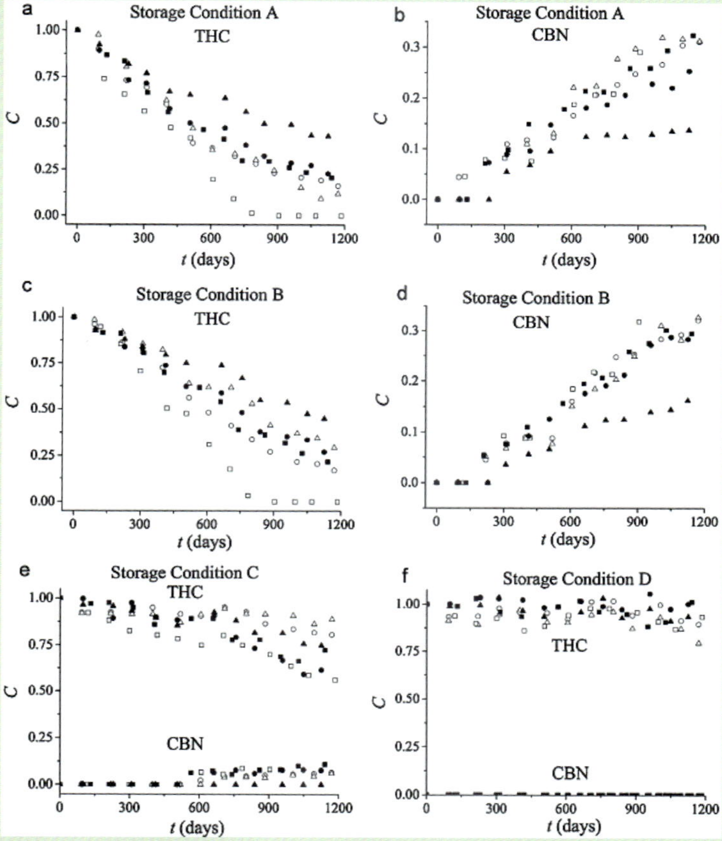


**Abbildung 13: Normalisierte Konzentrationen für THC und CBN aus 5 verschiedenen Proben über 1200 Tage bezogen auf die Lagerbedingungen A, B, C und D.**

Wie erwartet wurde bei allen bei Raumtemperatur gelagerten Proben (Lagerbedingungen A und B) ein ständiger Abbau an THC und eine kontinuierliche Zunahme CBN bestimmt werden. Der durchschnittliche THC-Abbau in den ersten 100 Tagen betrug unter den Lagerbedingungen A und B etwa 13 % bzw. 11 %. Bei 4 °C (Lagerungsbedingung C) zeigte sich eine weniger ausgeprägte Variation der Cannabinoidgehalte und bei den Lagerungsbedingung D wurden keine signifikanten Veränderungen der THC und CBN-Gehalte über die Zeit beobachtet.

CBD war von Anfang an nur in einigen Proben nachweisbar (Proben 1, 2 und 3). Der höchste anfängliche CBD-Gehalt (6,2±0,2 %) in Probe 2 gemessen. Zusammenfassend lässt sich feststellen, dass CBD in allen analysierten Proben über die Zeit relativ konstant war.

## 6.2.2 Einsatz von Cannabis in Form Extrakten

Seit einiger Zeit spielen Cannabis-Vollspektrum-Extrakte eine immer größere Rolle, was nicht zuletzt an der breiteren Verfügbarkeit liegen wird. Die Firma Tilray bietet drei unterschiedliche Extrakt-Varianten (THC 25 mg/ml, THC 10 mg/ml + CBD 10 mg/ml l und THC 5 mg/ml + CBD 20 mg/ml) auf dem deutschen Markt an. Ebenfalls ist seitens der Firma Pedanios bzw. Aurora ein Extrakt, Pedanios 5/1, erhältlich. Weitere Extrakt-Möglichkeiten bietet seit einiger Zeit die Firma Vertanical an, wobei es sich hierbei um drei unterschiedliche Varianten handelt. Ob es sich hierbei um einen oder um drei verschiedene Extrakte handelt, ist zum gegenwärtigen Zeitpunkt nicht zu definieren. In allen Fällen handelt es sich nicht um Fertigarzneimittel, sondern ebenfalls um Ausgangsstoffe zur Herstellung von Rezepturen. Diese Tatsache hat als unmittelbare Konsequenz, dass alle für eine Ausgangssubstanz üblichen Arbeitsschritte (z. B. Identitätsprüfung, Umfüllen, etc.) durchzuführen sind (siehe unten). Es wird in naher Zukunft sehr spannend zu beobachten sein, welchen Stellenwert diese Extrakte sowohl therapeutisch als auch rechtlich erhalten werden. Eine Übersicht zeigt Tabelle 8.

| Anbieter | Tilray Extrakt | | | Aurora Cannabis | Vertanical | | |
|---|---|---|---|---|---|---|---|
| Extrakt | Cannabis-Vollspektrumextrakt | | | Cannabis-Vollspektrum-extrakt | Cannabis-Vollspektrum-Extrakt | | |
| eingesetzte Blüten | ?* | | | aus den Blüten einer Indica-dominierten Cannabissorte | ?* | | |
| Eingestellt auf | THC 10 mg/ml und CBD 10 mg/ml | THC 25 mg/ml | THC 5 mg/ml und CBD 20 mg/ml | 5 % THC, <1 %CBD entspricht 50 mg/mL Dronabinol | 5 % Dronabinol | ?* | 5 % Dronabinol |
| Grundlage | raffiniert in Traubenkernöl | | Mittelkettige Triglyceride | MCT-Öl | Sesamöl | ?* | Sesamöl |
| Auszugsmittel | Ethanol | | ?* | hyperkritische $CO_2$-Extraktion | ?* | ?* | ?* |
| Inhalt | 25 mL | | 40 mL | 10 g | 10 g | 10 g | 10 g |
| Lagerung | Raumtemperatur | | | Raumtemperatur | 2–8 °C | | 2–8 °C |
| PZN | 13330905 | 13330901 | 15748098 | 15203430 | 16234556 | 16234562 | 16234579 |

**Tabelle 8: Übersicht aktuell auf dem Markt befindlicher, standardisierter Cannabis-Extrakte (kein Anspruch auf Vollständigkeit); *keine Angabe über die verwendeten Blüten seitens des Herstellers erhältlich**

Vor diesem Hintergrund konnte bisher die DAC Monographie „Eingestelltes, raffiniertes Cannabisölharz“ (C-054) herangezogen werden. In Frage zu stellen war jedoch, inwieweit der vorliegende Extrakt, die DAC-Monographie als Grundlage nutzen kann, da es sich ganz offensichtlich um unterschiedliche Extrakte (siehe beispielhaft nur den THC-Gehalt) handelt. Das DAC selbst wies darauf hin, dass aktuell keine Bezugsquelle für den von ihnen beschriebenen Extrakt bekannt ist. Umgekehrt verweisen die pharmazeutischen Unternehmer der oben schon beschriebenen Extrakte als fachliche und rechtliche Grundlage auf genau diese Vorschrift, um beispielsweise eine Identitätsprüfung zu gewährleisten. Vor dem Hintergrund einer exakten, pharmazeutischen Extraktbeschreibung bzw. -charakterisierung fehlen aus Sicht der Autoren essenzielle Angaben, wie z. B. das Droge-Extrakt-Verhältnis oder ein genau beschriebenes Extraktionsmittel. Seit 01.06.2020 führt nun das DAB 2020 eine Monografie „Eingestellter Cannabis-Extrakt“ auf. Diese DAB-Monografie ist weiter gefasst und kann daher eher für die am Markt befindlichen Extrakte als Grundlage dienen.

### *6.2.2.1 Identitätsprüfung*

Unstrittig ist, dass auch die Extrakte im Sinne einer Eingangsprüfung einer Identitätsuntersuchung unterzogen werden müssen. Einige Hersteller der Extrakte verweisen in ihren jeweiligen Angaben auf die DAC-Vorschrift C-054 „Eingestelltes, raffiniertes Cannabisölharz“.

In dieser Vorschrift werden ebenfalls chromatografische Verfahren beschrieben: Diese setzen sich einerseits aus der bereits oben für die Blüten beschrieben Chromatografie gegen entsprechende THC-/CBD-Referenzen und andererseits einer Dünnschichtchromatografie zur Überprüfung der mittelkettigen Triglyceride („Grundlage“) zusammen.

In jüngster Zeit bieten erste Extrakt-Anbieter auch eine Identitätsprüfung mittels Teststreifen an. Diese sind in einigen Fällen vom Hersteller den Extrakten beigelegt. Nach einer seitens des Anbieters durchgeführten Prüfung wird die Identität mit Hilfe der Teststreifen schnell und direkt nachgewiesen. Nochmals wird darauf hingewiesen, dass der Einsatz solcher Teststreifen nur möglich ist, wenn eine Gleichwertigkeit zur Analytik der NRF-Vorschrift z. B. durch eine Validierung des Teststreifenanbieters gezeigt wurde.

### *6.2.2.2 Weiterverarbeitung*

Es handelt sich bei den beschriebenen Extrakten um Ausgangsstoffe für eine Weiterverarbeitung im Sinne einer patientenindividuellen Rezeptur. Das Abgeben der Extrakte seitens der Apotheke im Bezugsgefäß im Sinne eines Fertigarzneimittels ist nicht gestattet. Eine Weiterverarbeitung, Verdünnung oder Mischung mit weiteren Ölen etc. wäre grundsätzlich denkbar und erlaubt. Bei genauer Betrachtung liegen die Extrakte („Rohstoffe“) jedoch in einer Konzentration vor, die eine unverdünnte Anwendung sehr leicht zulässt. Damit wird in der Regel der erhältliche Extrakt nach Identitätsprüfung und Umfüllung mit anschließender Etikettierung in einem neuen Abgabegefäß unverarbeitet zur Abgabe und Anwendung kommen. Außerdem muss seitens der Verordnung eindeutig erkennbar sein, dass es sich um eine Rezeptur handelt. Das Verordnen des Extraktes selbst, gar mit der PZN des Extraktes, wäre falsch.

Die Handhabung wir aktuell beispielsweise durch das Herstellset der Firma Aurora stark erleichtert (siehe Infokasten).

**Herstellset Aurora**

Für die Handhabung und Verarbeitung des Pedanios 5/1-Extraktes wird seitens des Herstellers ein Herstellset mit folgendem Inhalt angeboten:

- 30 ml MCT-Öl (mit Analysenzertifikat)
- graduierte Kolbenpipette zur Entnahme des MCT-Öls
- eine leere 20 mL-Braunglasflasche (GL18 Öffnung) zur Befüllung und Abgabe an den Patienten
- kindersicherer Verschluss inkl. Steckeinsatz für die Kolbenpipette
- graduierte Kolbenpipette zur Abgabe an den Patienten
- Umverpackung für Patienten-Flasche
- „Anleitung zur Herstellung der Rezeptur"

#### *6.2.2.3 Abgabe: Gefäß, Beschriftung und Co*

Eine Abgabe der Extrakte im Bezugsgefäß im Sinne eines Fertigarzneimittels ist nicht gestattet. Um alle Vorschriften aktuell einzuhalten, wird der Extrakt nach der Identitätsprüfung mindestens in ein neues Abgabegefäß (z. B. Braunglas-Pipettenflasche) umgefüllt und entsprechend etikettiert. Das Etikett enthält dabei alle Angaben, die im Rahmen einer Rezeptur notwendig sind (inkl. Dosierung). Besonderes Augenmerk sollte dabei auf die Dosierungshilfe gelegt werden. Denkbar sind Kolbenpipetten oder auch Tropfeinsätze. Letztere sind tendenziell ungenau und damit in der Regel ungeeignet (siehe unten Tropfmonturen bei Dronabinol-Zubereitungen).

### 6.2.3 Einsatz von Cannabis in Form von wirksamkeitsbestimmenden Inhaltsstoffen

Sollen im Rahmen einer Rezeptur ausschließlich und gezielt die wirksamkeitsbestimmenden Inhaltsstoffe, wie z. B. das Dronabinol, verarbeitet werden, so sind die Vorschriften des NRF 22.7. oder 22.8. zu beachten. Die beiden Vorschriften sehen einen Einsatz als Antiemetikum, Appetitstimulans oder als Muskelrelaxans bei Multipler Sklerose vor. Für die Herstellung der Kapseln und Tropfen stehen seitens verschiedener Hersteller, z. B. von der Firma Bionorica Ethics GmbH, der Firma Fagron GmbH & Co KG oder auch THC-Pharm GmbH Frankfurt, entsprechende Sets zur Verfügung. Auf den zugehörigen Homepages finden sich darüber hinaus zahlreiche Informationen, Downloads und Hilfsmittel, so dass eine Herstellung im Regelfall einfach und schnell begreiflich umsetzbar ist. Bei Dronabinol-Tropfen ist zudem ein besonderes Augenmerk auf die Tropf-Montur zu legen (siehe unten). Dronabinol-Kapseln nutzen als Grundlage ein bei Raumtemperatur festes Fett. Bei der Herstellung gilt der Berechnung „des Überschusses" besonderes Augenmerk.

**Dronabinol-Zubereitungen** – Wichtiges für die Praxis auf den Punkt gebracht:

1.) Dronabinol: gold-gelbes, bei Raumtemperatur festes Harz
2.) Dronabinol: oxidationsempfindlich und löslich in fetten Ölen und Ethanol; praktisch unlöslich in Wasser
3.) Dronabinol: nach Erwärmen honig-artige Konsistenz, die sofort wieder erkaltet (schnelles Arbeiten notwendig!)
4.) bei Verwendung eines Wasserbads: Wassereintrag unbedingt verhindern
5.) bei öligen Tropfen Auswahl der Tropfmontur kritisch überlegen
6.) Kapselherstellung: Fett-Grundlage (KEIN Pulver)
7.) Kapselherstellung: Einfüllen der Fett-Mischung mit Einmalspritze oder volumenbasiert mit halbautomatischer Pipette (Großansätze)

### *6.2.3.1 Dronabinol – Identitätsreaktion*

Dronabinol muss einer Identitätsprüfung unterzogen werden. Diese ist jedoch leicht, schnell und verlässlich mittels der durch die Hersteller mitgelieferten Schnelltest durchzuführen. Da die Dronabinol-Spritzen grundsätzlich ausreichend überfüllt sind, ist der minimale Verlust an Substanz für die Identitätsprüfung problemlos zu akzeptieren. Alternativ beschreibt die DAC-Vorschrift D-100 Dronabinol entweder eine IR-spektroskopische Untersuchung oder die Kombination aus einer Dünnschichtchromatografie und einer Farbreaktion.

### *6.2.3.2 Dronabinol–Tropfen – Herstellung*

Die Rezeptur nach NRF 22.8. ist wie folgt beschrieben:

100 mL (94,9 g) Zubereitung beinhaltet 2,5 g Dronabinol und 92,4 g Palmitoylascorbinsäure-haltige Mittelkettige Triglyceride.

Seit 2012 wird diese Rezepturformel in Massenkonzentration (g/mL) dargestellt[1]. Selbstverständlich handelt es sich bei 10 mL Gesamtvolumen nur um eine Masse von 9,5 g, da es sich um eine ölige Zubereitung mit einer Masse von kleiner einem Gramm pro Milliliter handelt. Die Stabilität wird durch die Zugabe von Palmitoylascorbinsäure gewährleistet, die in der Regel bei den angesprochenen Herstellsets bereits den Triglyceriden zugesetzt ist, was der Apotheke einen Herstellungsschritt erspart.

Dronabinol ist ein bei Raumtemperatur festes, gold-gelbes Harz[2], das in der Regel in einer Glasspritze geliefert wird. Die oxidationsempfindliche Substanz ist löslich in Ethanol, fetten Ölen und praktisch unlöslich in Wasser. Zur Verarbeitung bedarf es einer Wärmequelle (z. B. Föhn, Wasserbad, Trockenschrank etc.). Nach dem Erwärmen fließt das Dronabinol in einer „Honig-artigen" Konsistenz aus der Spritze zur Einwaage in ein Becherglas, erkaltet dort aber sofort wieder. Daher ist unbedingt darauf zu achten, dass man beim Überführen des Harzes

[1] Reimann, Pharmazeutische Zeitung 33/2012
[2] Farbe abhängig vom Herstellverfahren und Anbieter

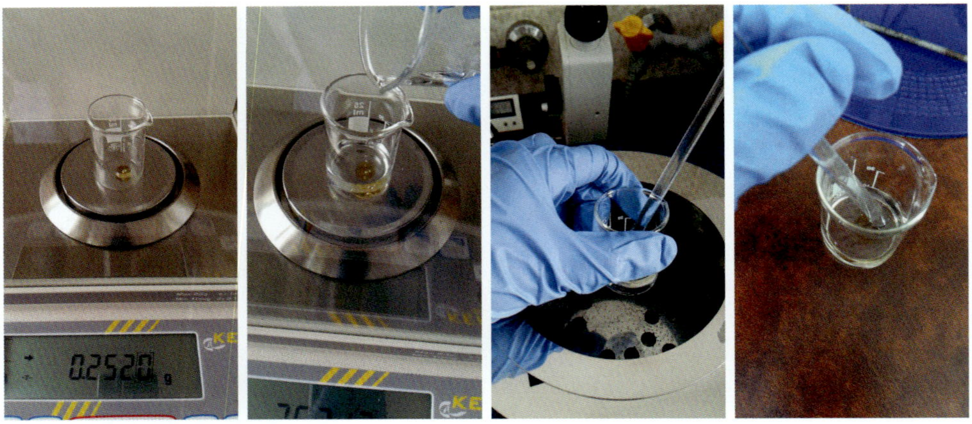

Abbildung 14: Herstellung Dronabinol-Tropfen (Fotos: C. Ude)

dieses direkt mittig auf den Becherglasboden gibt. Alle Anhaftungen am Rand eines Becherglases wären im Nachinein von dort für ein quantitatives Arbeiten schwer abzulösen. Anschließend werden die vorher bereits erwärmten, stabilisierten Triglyceride hinzugegeben. Es empfiehlt sich in diesem Schritt, circa zwei Drittel des Endvolumens zum Lösen des Dronabinols in das Becherglas zu geben. Mittels eines Glasstabs oder auch eines Magnetrührers wird nun unter Erwärmen z. B. auf einer Heizplatte oder einem Wasserbad eine schlierenfreie Lösung hergestellt (siehe Abbildung 14). Sollte ein Wasserbad zur Verwendung kommen, muss ein Wassereintrag unbedingt verhindert werden. Abbildung 14 zeigt aber, dass dies mit entsprechender Sorgfalt problemlos möglich ist. Ein Wassereintrag wäre beispielsweise durch eine Trübung der Lösung zu erkennen.

Die Lösung ist fertig, wenn keinerlei Schlieren in „den Triglyceriden" mehr zu erkennen sind. Die fertige Zubereitung wird sodann in das tarierte Abgabegefäß überführt. Anschließend wird das Becherglas nochmals mit den restlichen Triglyceriden „ausgeschwenkt" und das Endvolumen bzw. die Endmasse im Abgabegefäß eingewogen. Ein nochmaliges Ausspülen des Becherglases erlaubt ein quantitatives Arbeiten.

Selbstverständlich müssen Plausibilitätsprüfung und Dokumentationen im Rezeptur-üblichen Umfang durchgeführt werden. Sollten hierfür in der Apotheke keine passenden Unterlagen vorhanden sein, bietet sich auch hierfür eine Recherche auf den Internetseiten der Herstell-Set-Anbieter an.

#### 6.2.3.2.1 Dronabinol-Tropfen – Tropfmontur, Beschriftung und Vorbereitung der Abgabe

Zur Abgabe der Dronabinol-Tropfen muss eine geeignete Tropfmontur ausgewählt werden. Bei der Auswahl der Tropfmontur ist aus Sicht der Autoren besonders wichtig, dass diese nicht dem Zufall überlassen wird. Als Alternativen stehen ein Senkrechtropfer, eine Kolbenpipette und die Dosierpumpe zur Verfügung. Alle drei Varianten sind möglich und zulässig. Der Senkrechttropfer ist für den Patienten intuitiv in seiner Anwendung und Handhabung. Allerdings ist die Tropfengröße abhängig von der Temperatur und dem Füllstand der Flasche und damit fast immer relevanten Schwankungen unterworfen. Im Vergleich dazu ist die Kolbenpipette ein sehr genaues Dosierwerkzeug, das vor allem eine Dosierung ablesbar nach Volumen ermöglicht. Nicht selten schätzen dies Pflegekräfte, da eine Dokumentation somit leicht möglich ist. Allerdings ist für die Anwendung ein Mindestmaß an Feinmotorik notwendig, dass nicht (mehr) von allen Patienten geleistet werden kann. Somit gibt es Patienten, die nicht in der Lage sind, die Kolbenpipette „mit der Flasche über Kopf" anzuwenden. Schlussendlich erlaubt der Einsatz einer Dosierpumpe eine konstante und reproduzierbare Entnahme (bei einer Konzentration nach NRF von 25 mg/mL Dronabinol entsprechen 3 Hübe genau 2,5 mg Dronabinol). Allerdings ist die Dosierpumpe am beratungsintensivsten. Folgende Punkte müssen bei der (Erst-)Abgabe unbedingt mit dem Patienten besprochen werden:

1.) Es handelt sich nicht um ein Nasenspray – die Anwendung erfolgt nicht in die Nase (Verwechslungsgefahr aufgrund des Aussehens!). Diese Flasche sprüht nicht.
2.) Die Tropfen müssen auf ein Stück Brot, einen Keks, ein Stück Zucker oder (zur Not) auf einen Löffel – aber niemals in ein Glas Wasser (!) – getropft werden.

Abbildung 15 zeigt die drei beschriebenen Tropfmonturen mit den jeweiligen Eigenschaften und Besonderheiten in der Übersicht. Vor der Abgabe muss das Gefäß abschließend korrekt beschriftet werden (siehe Tabelle 9).

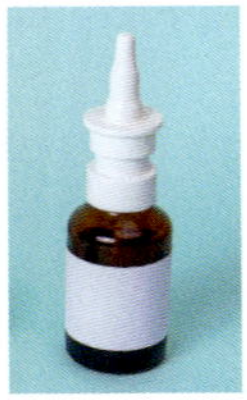

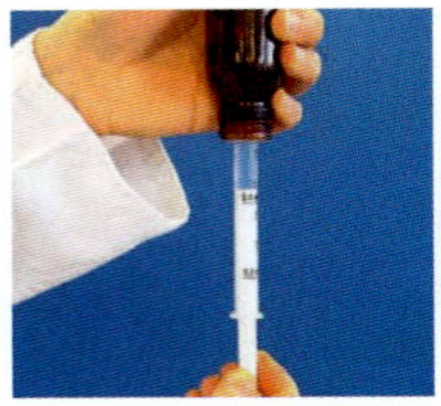

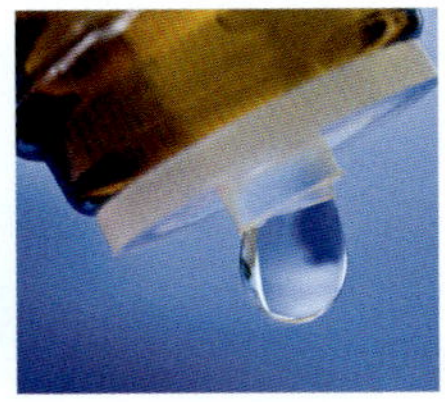

| | Dosierpumpe | Kolbenpipette | Senkrechttropfer |
|---|---|---|---|
| Anzahl Hub/ml | 30 | | 29 |
| Anzahl Hub/g | 32 | | 30 |
| Dronabinol-Dosis pro Hub (bzw. 0,05 ml Teilstrich) bei einer Konzentration von 25 mg/ml | 0,83/gtt (2,5 mg/ 3 gtt) | 1,25 | 0,88/gtt |
| Prüfung | Nicht erforderlich | Nicht erforderlich | NRF: Genaue Tropfenzahl empirisch zu ermitteln. Empfohlenes Austropfmittel Miglyol. |
| Handhabung | Flasche mit der Dosiervorrichtung senkrecht nach unten halten, Pumpring herunterdrücken | Kolbenpipetten auf Steckeinsatz stecken | Flasche senkrecht halten, Tropfen abzählen |
| Dosiergenauigkeit | Fest eingestellte Volumen pro Hub | Abhängig vom Anwender, farbige Skalierung auf der Pipette erleichtert die Erkennung | Tropfengröße kann variieren (temperaturabhängige Viskosität, Haltung der Flasche) |
| Dosiersicherheit | Aktives Dosiersystem: Hub nur durch die Betätigung des Pumpringes dosierbar | Mehrere Fehler möglich: Abziehen der Pipette von der kopfüber gehaltenen Flasche führt zu Auslaufen; Feine Graduierung kann fehlerhaft angelesen werden | Passives Dosiersystem; Fehler beim Abzählen möglich |
| Legitimation | DAC/NRF 2015/2, S. 15 | DAC/NRF 2015/2, S. 25 | DAC/NRF 2015/2, S. 31 |

**Abbildung 15: Übersicht Tropfenmonturen mit Eigenschaften (Abb.: Adobe Stock adragan, womue; DAC/NRF)**

| | Kennzeichnung nach § 14 ApBetrO vom 12.06.2012 | Eintragungsbeispiel für eine Dronabinol-Lösung 25 mg/ml |
|---|---|---|
| 1. | Name und Anschrift der abgebenden Apotheke und, soweit unterschiedlich, des Herstellers | Tragen Sie Ihre Daten ein. Empfehlung: Telefonnummer |
| 2. | Inhalt nach Gewicht, Rauminhalt oder Stückzahl | Inhalt 10 ml |
| 3. | Art der Anwendung | Lösung zum Einnehmen |
| 4. | Gebrauchsanweisung (bisher „gegebenenfalls") | Wird vom Arzt schriftlich erstellt und dem Patienten mitgegeben<br>z. B. „Zweimal täglich vor den Mahlzeiten mittags und abends je 5 mg Dronabinol einnehmen" |
| 5. | Wirkstoffe nach Art und Menge und sonstige Bestandteile nach der Art (bisher nicht vorhanden) | 250 mg Dronabinol<br>Mittelkettige Trifgyceride<br>Palmitolylascorbinsäure (nach NRF 22.8.)<br>1 ml entspricht 25 mg Dronabinol<br>Nur bei Tropfendosierung:<br>1 ml entspricht 29 Tropfen (analog: 1 g entspricht 30 Tropfen)<br>1 Tropfen enthält 0,88 mg Dronabinol |
| 6. | Herstellungsdatum | Hergestellt am: XX.YY.ZZZZ |
| 7. | Verwendbarkeitsfrist mit dem Hinweis „verwendbar bis" unter der Angabe von Tag, Monat, Jahr und, soweit erforderlich, Angabe der Haltbarkeit nach dem Öffnen des Behältnisses oder nach Herstellung der gebrauchsfertigen Zubereitung | Verwendbar bis: XX.YY.ZZZZ<br><br>Zur Information: Dronabinol-Tropfen 2 Monate haltbar, Dronabinol-Kapseln 6 Monate haltbar (laut NRF 22.7./22.8.) |
| 8 | Soweit erforderlich, Hinweise auf besondere Vorsichtsmaßnahmen, für die Aufbewahrung oder für die Beseitigung von nicht verwendeten Arzneimitteln oder sonstige besondere Vorsichtsmaßnahmen, um Gefahren für die Umwelt zu vermeiden (bisher nicht vorhanden) | Empfehlung:<br>Für Kinder unzugänglich aufbewahren<br><br>Nur bei Tropfendosierung:<br>Nicht im Kühlschrank lagern |
| 9. | Soweit das Rezepturarzneimittel aufgrund einer Verschreibung zur Anwendung bei Menschen hergestellt wurde, Name des Patienten (bisher nicht vorhanden) | Namen des Patienten eintragen |

Tabelle 9: Beschriftung Dronabinol-Tropfen

### 6.2.3.2.2 Dronabinol Kapseln

Neben Dronabinol-haltigen Tropfen ist auch eine Kapselzubereitung möglich und im NRF beschrieben. Dabei wird statt der bei Raumtemperatur flüssigen Triglyceride, Hartfett als Grundlage eingesetzt. Hartfett ist bei Raumtemperatur fest und kann daher in die Hartgelatinekapseln eingefüllt werden. Die Dronabinol-haltigen Kapseln enthalten eine erkaltete, dann feste „Fett-Lösung" als Füllstoff und kein Pulver im klassischen Sinne einer Kapselfüllung.

Die Dosierung pro Kapsel resultiert aus der Kombination von Dronabinol-Konzentration im Hartfett und der Größe (Volumen) des Kapselbodens.

| **Bestandteile** | | | |
|---|---|---|---|
| Eine Hartkapsel enthält X mg Dronabinol: | **2,5 mg** | **5 mg** | **10 mg** |
| Dronabinol (siehe Bezugsquellennachweis III.2.) | 0,0025 g | 0,005 g | 0,010 g |
| Palmitoylascorbinsäurehaltiges Hartfett (Vorschrift S. 44.) | zu 0,430 g | zu 0,430 g | zu 0,430 g |
| Hartgelantine-Steckkapselhülle, Größe 1 | 1 Stück | 1 Stück | 1 Stück |

**Tabelle 10: Zusammensetzung Dronabinol-Kapseln NRF**

Üblicherweise muss bei einer Kapselherstellung ein Überschuss Kapselfüllstoff bereitgehalten werden, um trotz der normalen, unvermeidbaren Verluste die verordnete Anzahl Kapseln herstellen zu können. Dies gilt auch für die Dronabinolkapseln und trotz der eher untypischen Kapselfüllung auf Hartfettbasis. Die Bereitstellung des überschüssigen Hartfetts ist kein Problem. Allerdings sind die Bezugsmengen Dronabinol in der Regel sehr genau portioniert. Ein Überschuss ist normalerweise nicht vorgesehen. Somit kann entweder nur eine geringere Menge Kapseln hergestellt werden, oder es ist doch tatsächlich ein ausreichender Überschuss Dronabinol vorhanden (z. B. aufgrund eines Mehrdosenbehältnisses). Falsch wäre es hingegen, nur die Menge Hartfett zu erhöhen, um die gewünschte Anzahl Kapseln füllen zu können. Dieses Vorgehen würde per Definition zu unterdosierten Kapseln führen.

Die Kapseln werden auf ein Kapselbrett gegeben und geöffnet. Das Hartfett wird geschmolzen und mit Dronabinol in ähnlicher Weise wie oben bei den Tropfen beschrieben unter Erwärmen zu einer Lösung vermischt. Nun wird die warme Fett-Dronabinol-Mischung mit einer Einmalspritze (aus Gründen der Handhabung 1mL-Spritze) in die Kapseln plan eingefüllt. Dabei müssen unbedingt Lufteinschlüsse verhindert werden. Die Schmelze wird in den offenen Kapseln erkalten gelassen, was zu einer leicht konkaven Oberfläche führen kann. An dieser Stelle bitte nicht „nachfüllen". Anschließend wird die Kapsel geschlossen und mittels der bekannten Inprozesskontrollen (Gleichförmigkeit der Masse usw.) kontrolliert. Für eine regelmäßige Herstellung in großem Maßstab eignen sind auch halbautomatische Pipetten. In diesem Fall kann auf eine ausschließlich volumenbasierte Herstellung umgestiegen werden. Damit ist auch eine Dosisvariation möglich, was ansonsten nur durch unterschiedliche Konzentrationen denkbar wäre.

### 6.2.3.2.3 Ethanolische Dronabinol Tropfen

Denkbar ist auch die Notwendigkeit einer inhalativen Applikation von Dronabinol alleine. Hierfür stehen im NRF (22.16.) ethanolische Dronabinol-Tropfen zur Verfügung, die wie Cannabis-Blüten in einem Verdampfer unter Zuhilfenahme eines Metallschwämmchens zur Applikation gebracht werden können.

Die Rezeptur besteht nach NRF aus 1,0 g Dronabinol, 0,05 g Palmiotylascorbinsäure und wird zu 80,8 g (100 mL) mit Ethanol 96 % aufgefüllt.

#### *6.2.3.4 Abgabe und Beratung*

Bei der Abgabe Dronabinol-haltiger Zubereitungen sind folgende Punkte zu thematisieren:

- Nicht mit Wasser verdünnen – Gefahr der Unterdosierung, da Rückstand („Film") am Glas
- Einnahme mit Brot oder Zucker, bei Sondennahrung mit Milch oder Fett
- Dronabinol-Tropfen nicht im Kühlschrank aufbewahren
- Einnahme vorzugsweise vor dem Essen – wichtig: standardisiert!
- Patienten auf Einstellung und Titrationsphase vorbereiten
- (Plötzliches) Absetzen nur nach Rücksprache mit dem Arzt
- (Relevante) unerwünschte Wirkungen ansprechen
- Arzt informieren über Wirkung und Wirksamkeit
- Dronabinol-Tropfen-Flasche vor Kindern gesichert und verschlossen lagern

#### *6.2.3.5 Cannabidiol-Tropfen als Arzneimittel*

Bei Cannabidiol (CBD) handelt es sich im Gegensatz zum Dronabinol bei Raumtemperatur um ein weißes Pulver. Alle anderen physiko-chemischen Eigenschaften sind denen des Dronabinols sehr ähnlich. CBD löst sich in Ether, Ethanol 96 % und Methanol. In Wasser ist es praktisch unlöslich. Die Identität wird mittels IR-Spektroskopie oder einer Kombination aus Schmelzpunkt und Chromatografie nachgewiesen, wobei bei manchen Anbietern bereits Referenzsubstanz der Lieferung beigelegt wird.

Die Rezeptur nach NRF (22.10.) beschreibt eine Konzentration von 50 mg/mL bzw 100 mg/mL. Für eine Konzentration von 50 mg/mL werden 5,0 g Cannabidiol zu 95,0 g mit mittelkettigen Triglyceriden eingewogen und darin unter Erwärmen auf ca. 40 °C gelöst. Eine Stabilisierung – analog zum Dronabinol – ist nicht vorgesehen. Abbildung 16 zeigt die einzelnen Herstellschritte von der Einwaage bis zum Einfüllen in das Abgabegefäß. Nach dem Einwiegen des CBD-Pulvers wird erwärmtes Öl hinzugegeben, anschließend wird beispielsweise mit einem Glasstab vermischt. Sobald eine klare Lösung entstanden ist, kann in das entsprechende Abgabegefäß umgefüllt werden.

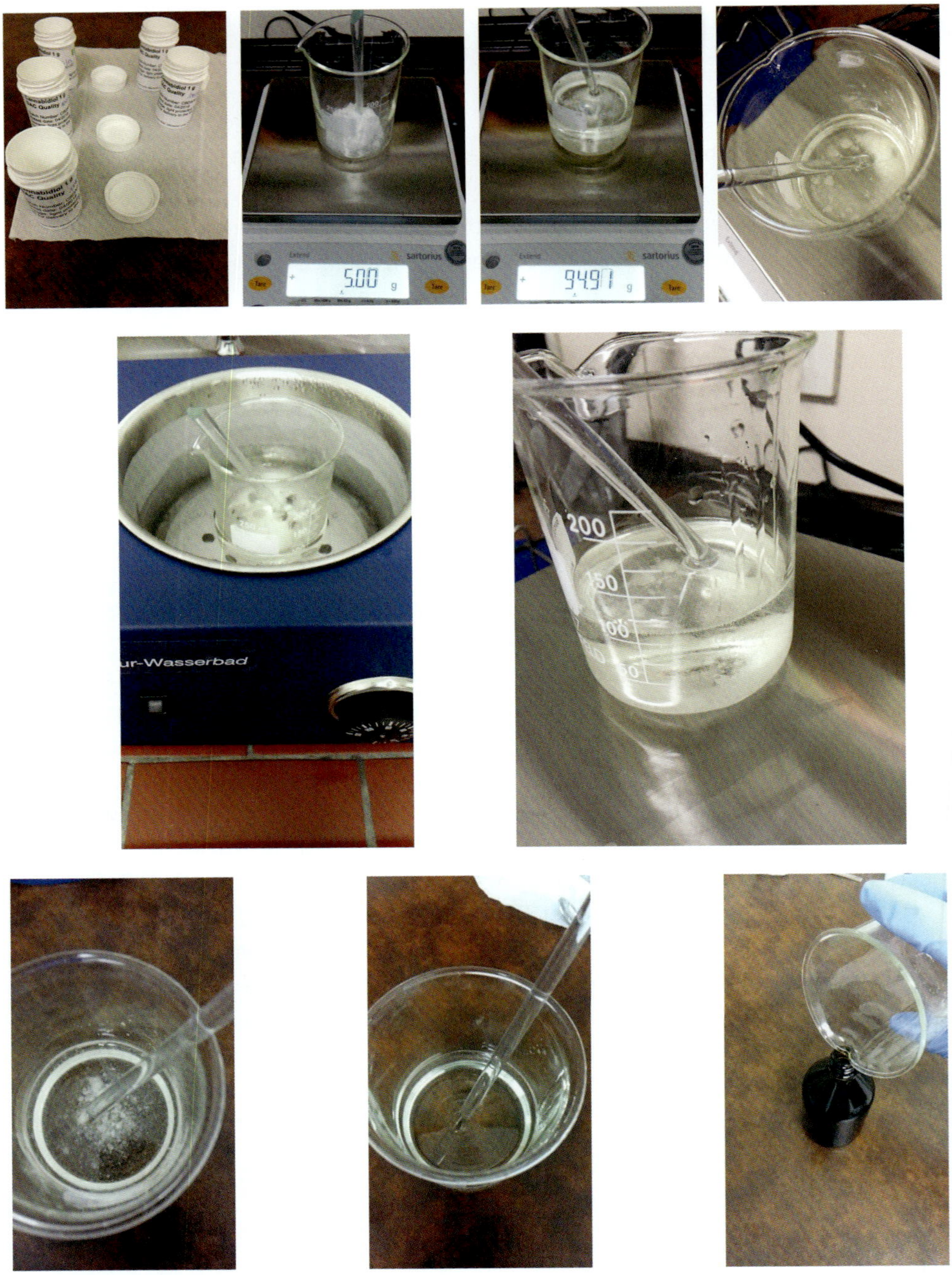


Abbildung 16: Herstellung von Cannabidiol-Tropfen in einzelnen Arbeitsschritten (Fotos: C. Ude)

**Cannabidiol in Form von „Nicht-Arzneimitteln"**

Im Gegensatz zu THC unterliegt Cannabidiol nicht dem Betäubungsmittelgesetz und gehört auch strenggenommen nicht zu den Änderungen im Rahmen der sogenannten „Cannabisgesetzgebung" aus dem Jahr 2017. Dennoch ist es seit Oktober 2016 ein verschreibungspflichtiger Arzneistoff, und zwar ohne jede Einschränkung von Dosis oder Applikationsweg. Wie bereits beschrieben, zeichnet sich Cannabidiol durch zahlreiche Wirkungen an Rezeptoren und Ionenkanälen aus und besitzt anxiolytische, antipsychotische, antiemetische, neuroprotektive, antikonvulsive, sedative und antiinflammatorische Eigenschaften. Damit ist der Stoff eindeutig als pharmakologisch aktiv zu beschreiben. Somit ist klar, dass extrahiertes oder isoliertes CBD aufgrund seiner pharmakologischen Wirkung als Arzneimittel betrachtet werden muss. Demnach müssen Produkte mit isoliertem CBD rezeptflichtige Medikamente sein.

Trotzdem werden Cannabidiol-haltige Nahrungsmittel, Nahrungsergänzungsmittel (NEM) oder Kosmetik vermeintlich legal vertrieben. Voraussetzung dafür ist (1) ein Gehalt an THC unter 0,2 %. Der Grenzwert von 0,2 % THC ist in der EU für Nutzhanf festgelegt. Damit ist sichergestellt, dass der Nutzhanf keine berauschende Wirkung hat. (2) Der CBD-Gehalt des Produkts darf nicht höher sein als in der Ausgangspflanze, da es sonst der Novel-Food-Verordnung der EU unterliegen würde. Im Falle von Cannabisextrakten ist zu prüfen, ob die angewandte Extraktionsmethode eine gezielte Anreicherung (oder Abreicherung) von bestimmten Stoffen zur Folge hat. In ihrer Zusammensetzung stark von der Ausgangspflanze abweichende Extrakte wären dann als neuartige Lebensmittel im Sinne der Novel-Food-Verordnung anzusehen. Außerdem sind für Konzentrationen in diesem Ausmaß keine ausreichenden Untersuchungen zu möglichen negativen Auswirkungen auf die Gesundheit vorhanden. Zu diskutieren ist nun in diesem Zusammenhang, ob von einem Cannabis-Öl mit bis zu 20 % CBD eine pharmakologische Wirkung ausgeht.

Für Nahrungsmittel und Nahrungsergänzungsmittel auf Cannabis-Basis gilt, dass sie nicht mit einer gesundheitsbezogenen Werbeaussage angeboten werden dürfen, auch wenn sie eine medizinische Wirkung haben sollten. Die EU-Kommission hat für Cannabis-Produkte bisher keinen „Health Claim", also eine genehmigte, gesundheitsbezogene Werbeaussage für ein funktionales Lebensmittel, festgelegt.

Pharmazeutisch gilt es bei der Bewertung eines „CBD-Öls" zu betrachten, ob es sich tatsächlich um CBD in Öl, also einem „Zweikomponenten"-Gemisch analog der NRF-Vorschrift 22.10. handelt, oder ob ein THC-freier Cannabis-Extrakt als Grundlage für das Nahrungsergänzungsmittel verwendet wurde. Vor allem letztere Variante scheint aktuell sehr häufig angeboten zu werden. Ist ein Hanf-Extrakt mit im Nahrungsergänzungsmittel enthalten, wird von diesem auch eine Wirkung – und Nebenwirkung – ausgehen. Da diese Extrakte nicht genau charakterisiert und deklariert sind bzw. sein müssen (es handelt sich um ein NEM!), ist seitens der Apotheke ein Nutzen-Risiko-Verhältnis nicht abschätzbar.

**Überwachung der Qualität von Nahrungsergänzungsmitteln**
Hersteller von Arzneimitteln müssen pharmazeutische Qualität nachweisen und unterliegen einer ständigen Überwachung durch die Behörden. Bei Lebensmitteln, zu denen auch Nahrungsergänzungsmittel gezählt werden, wird nur anlassbezogen Überwacht. Dass es manche Hersteller von Nahrungsergänzungsmitteln oftmals mit der Qualität nicht so genau nehmen, zeigen zahlreiche Beispiele. Auch für Cannabis-Produkte konnte in verschiedenen Untersuchungen nachgewiesen werden, dass die Deklaration auf der Verpackung nur bedingt mit den tatsächlichen Gehalten an Inhaltsstoffen übereinstimmt. Bei der Untersuchung von niederländischen Hanfölen wiesen 11 von 16 Produkten erhebliche Abweichungen des CBD-Gehalts von der Deklaration auf. Bei 9 Produkten lag der Gehalt mehr als 70 % unter dem deklarierten Wert, während die CBD Gehalte bei 2 Produkten deutlich, 17,5 und 35 %, über der Deklaration lagen. Die Resultate bezüglich der THC-Gehalte waren ebenfalls bedenklich: 8 Präparate enthielten um mindestens 80 % weniger THC als angegeben, während ein Präparat um mehr als 50 % mehr enthielt (Hazekamp, 2018). In einer weiteren Studie fanden Pavlovic et al., das ein Drittel der 15 untersuchten CBD-Öle um mehr als 20 % vom deklarierten CBD-Gehalt abwichen (Pavlovic *et al.*, 2018).

Diese Untersuchungen zeigen exemplarisch, welche Risiken Konsumenten eingehen, wenn sie sich auf die Deklaration eines Präparate verlassen. Besonders brisant wird dieser Umstand vor allem dann, wenn der THC-Gehalt von kleiner 0,2 % nicht eingehalten wird. Der Konsum von einem an sich legalem CBD-Öl könnte dann zu nachweisbaren THC-Spiegeln im Blut oder Urin führen.

Aktuelle Veröffentlichungen deutscher Überwachungsbehörden unterstreichen diese Sorge. Im August 2019 veröffentlichte der Informationsdienst der Chemischen und Veterinäruntersuchungsämter (CVUA) Stuttgart, Karlsruhe, Freiburg und Sigmaringen sowie des Staatlichen Tierärztlichen Untersuchungsamtes (STUA) Aulendorf (Diagnostikzentrum) eine Untersuchung und titelte „Cannabidiol – Ein Hype mit Gesundheitsrisiko". In diesen Ausführungen wird klar aufgezeigt, dass auch die in Deutschland angebotenen CBD-Produkte in ihrem Gehalt häufig nicht mit der Deklaration übereinstimmen und nicht auszuschließen ist, dass auch pharmakologisch wirksame Mengen THC enthalten sein können. Im Fazit der Ausführungen heißt es: *„Auch wenn Teile des legal angebauten Faserhanfs zur Herstellung von Lebensmitteln oder kosmetischen Mitteln verwendet werden, sind diese Produkte nicht zwingend sicher im Sinne der lebensmittelrechtlichen Regelungen [...]. Zusätzlich sind manche Teile der Hanfpflanze und insbesondere daraus gewonnene Extrakte bei der Verwendung als Lebensmittel oder Lebensmittelzutat als Novel Food einzustufen und damit ohne Zulassung als Lebensmittel nicht verkehrsfähig. Gerade von diesen extrakthaltigen Produkten geht eine erhebliche Gefahr von sehr hohen THC-Gehalten aus, bis hin in den Bereich der Rauschdosis eines Joints (10 – 20 mg). [...]"* Bemerkenswert ist, dass selbst in diesen Ausführungen von „Extrakten" gesprochen wird, obwohl in der Regel „CBD-Öl" als Bezeichnung verwendet wird.

Für die Praxis in der Apotheke muss sich die Apothekenleitung aus Sicht der Autoren zwingend die Frage stellen, ob eine Abgabe solcher, nicht als Arzneimittel auf dem Markt befindlicher, aber ganz offensichtlich für therapeutische Zwecke eingesetzter CBD-Öle, zu verantworten ist. Dabei muss eine einheitliche Entscheidung für die ganze Apotheke getroffen werden. Eine solch weitreichende und mit Konsequenzen verbundene Situation kann nicht dem pharmazeutischen Personal am HV überlassen werden und ggf. noch uneinheitlich innerhalb einer Apotheke umgesetzt werden. Auch wenn die behördlichen Vorgaben leider nicht die notwendige Sicherheit bringen, ist jede Apotheke problemlos in der Lage, die Faktenlage eigenständig zu bewerten und eine für eine verantwortungsvoll vorgehende Apotheke notwendigen Entscheidungen im Sinne der Patienten zu treffen, auch wenn dies die Nichtabgabe zur Folge hat. Letztlich dienen Nahrungsergänzungsmittel nicht der Therapie. Eine kritische Betrachtung wird abschließend durch die Ausführungen des Bundesinstituts für Risikobewertung (BfR) geteilt, wo es heißt: *„Dem BVL ist derzeit keine Fallgestaltung bekannt, wonach Cannabidiol (CBD) in Lebensmitteln, also auch in Nahrungsergänzungsmitteln, verkehrsfähig wäre. Aus Sicht des BVL muss für CBD-haltige Erzeugnisse vor dem Inverkehrbringen entweder ein Antrag auf Zulassung eines Arzneimittels oder ein Antrag auf Zulassung eines neuartigen Lebensmittels gestellt werden. Im Rahmen dieser Verfahren ist die Sicherheit des Erzeugnisses vom Antragsteller zu belegen."*

## 6.3 Form und Aussehen der Verordnung (BtM-rechtliche Aspekte)

Jeder Humanmediziner, der am Betäubungsmittelverkehr teilnimmt, darf auf Cannabis basierende Arzneimittel verordnen. Zahn- und Tierärzte dürfen es ausdrücklich nicht. Der Arzt verordnet das von ihm für die Therapie vorgesehene Präparat auf Basis von Cannabis gemäß Betäubungsmittelverschreibungsverordnung (BtMVV). Eine Ausnahme stellt hierbei lediglich Cannabidiol in einer Monotherapie (z. B. gemäß NRF Vorschrift 22.10. oder in Form des Fertigarzneimittels Epidyolex®) dar, da dieser Wirkstoff kein Betäubungsmittel – aber in jeder Konzentration verschreibungspflichtig –ist. Für alle anderen „Cannabis-Verordnungen" gilt die BtMVV. Grundlage für ein Rezept ist § 9 BtMVV, wonach folgende Angaben vorhanden sein müssen:

- Name, Vorname, Anschrift des Patienten,
- Ausstellungsdatum,
- Arzneimittelbezeichnung.

Durch die Bezeichnung muss das Arzneimittel eindeutig definiert sein. Das wäre im Fall einer bloßen Verordnung von *„Cannabis flos"* oder „Cannabisblüten" nicht der Fall, da es unterschiedliche Varietäten (Sorten) gibt. Nach BtMVV muss bei nicht eindeutiger Bezeichnung jeweils zusätzlich Bezeichnung und Gewichtsmenge des enthaltenen Betäubungsmittels je

Packungseinheit, bei abgeteilten Zubereitungen je abgeteilter Form, und die Darreichungsform angegeben werden. Die Beschreibung „Cannabisblüten" muss daher durch die Angabe einer definierten Sorte konkretisiert werden. Lediglich das Aufführen des THC-/CBD-Gehalts einer Blütensorte ohne konkrete Sortennennung ist für eine Cannabisblüten-Verordnung nicht ausreichend.

- **Nicht eindeutig**: „*Cannabis flos*" oder „Cannabisblüten (THC-Gehalt: 6,7 %/ CBD-Gehalt: 7,2 %)"
- **Eindeutig**: „*Cannabis flos* Sorte Bedrocan"

Ein für die Abgabe von pflanzlichen Drogen ungewöhnlicher aber in diesem speziellen Fall passender Vergleich ist die Beurteilung einer Verordnung über „Oxycodon Tabletten"; die ohne konkretere Angaben ebenfalls nicht ausreichend und damit nicht belieferbar wäre.

- Menge des verschriebenen Arzneimittels in Gramm oder Milliliter, Stückzahl der abgeteilten Form.
- Gebrauchsanweisung mit Einzel- und Tagesgabe oder im Falle, dass dem Patienten eine schriftliche Gebrauchsanweisung übergeben wurde, ein Hinweis auf diese schriftliche Gebrauchsanweisung.

Im konkreten Fall (Verordnung auf Basis von Cannabis) muss der Apotheke die Anwendung und „Anweisung" bekannt sein. Eine bloße Beschreibung „gemäß schriftlicher Anweisung" ist nicht ausreichend und muss als „nicht plausibel" bewertet werden. Ist auf dem Rezept „gemäß schriftliche Anweisung" vermerkt, so muss entweder diese Anweisung der Apotheke vorliegen oder der Sachverhalt mit dem Arzt geklärt werden (Bundesapothekerkammer 2017).

- **Nicht eindeutig**: bei Bedarf 100 mg
- **Eindeutig**: 3 x täglich 0,2 mL
- Bei Überschreitung der Höchstverschreibungsmenge der Buchstabe „A", im Falle einer Notfallverschreibung der Buchstabe „N"
- Name des verschreibenden Arztes, seine Berufsbezeichnung, Anschrift einschließlich Telefonnummer
- Unterschrift des verschreibenden Arztes, im Vertretungsfall darüber hinaus der Vermerk „i. V."

## Beispielverordnungen:

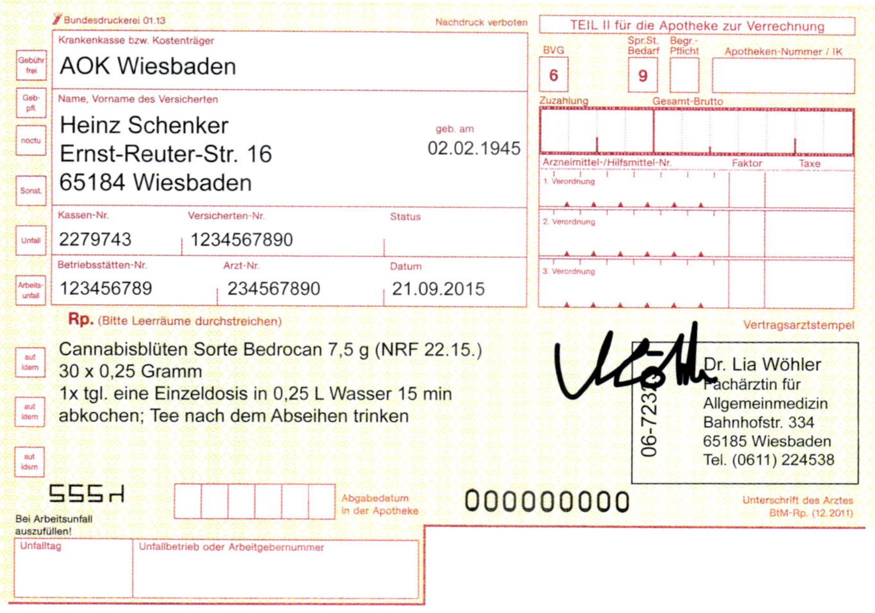

Bundesdruckerei 01.13 — Nachdruck verboten

Krankenkasse bzw. Kostenträger: AOK Wiesbaden

Name, Vorname des Versicherten: Heinz Schenker, Ernst-Reuter-Str. 16, 65184 Wiesbaden — geb. am 02.02.1945

| Kassen-Nr. | Versicherten-Nr. | Status |
|---|---|---|
| 2279743 | 1234567890 | |

| Betriebsstätten-Nr. | Arzt-Nr. | Datum |
|---|---|---|
| 123456789 | 234567890 | 21.09.2015 |

Gebühr frei / Geb.-pfl. / noctu / Sonst. / Unfall / Arbeits-unfall

TEIL II für die Apotheke zur Verrechnung — BVG: 6 — Spr.St. Bedarf: 9 — Begr.-Pflicht — Apotheken-Nummer / IK — Zuzahlung — Gesamt-Brutto — Arzneimittel-/Hilfsmittel-Nr. — Faktor — Taxe — 1. Verordnung — 2. Verordnung — 3. Verordnung

**Rp.** (Bitte Leerräume durchstreichen)

Cannabisblüten Sorte Bedrocan 7,5 g (NRF 22.15.)
30 x 0,25 Gramm
1x tgl. eine Einzeldosis in 0,25 L Wasser 15 min abkochen; Tee nach dem Abseihen trinken

aut idem / aut idem / aut idem

Vertragsarztstempel: Dr. Lia Wöhler, Fachärztin für Allgemeinmedizin, Bahnhofstr. 334, 65185 Wiesbaden, Tel. (0611) 224538 — 06-723

555H — Abgabedatum in der Apotheke — 000000000 — Unterschrift des Arztes — BtM-Rp. (12.2011)

Bei Arbeitsunfall auszufüllen! — Unfalltag — Unfallbetrieb oder Arbeitgebernummer

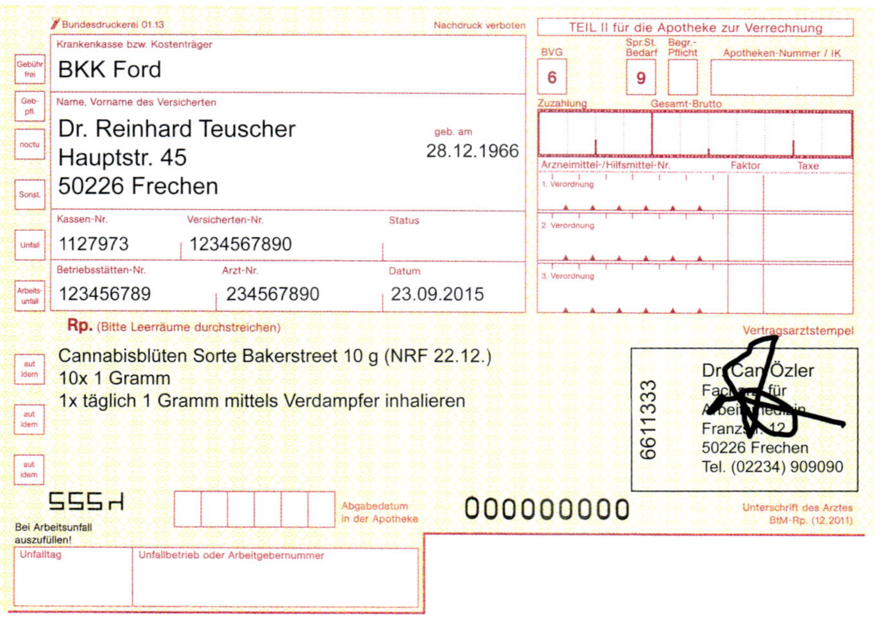

Bundesdruckerei 01.13 — Nachdruck verboten

Krankenkasse bzw. Kostenträger: BKK Ford

Name, Vorname des Versicherten: Dr. Reinhard Teuscher, Hauptstr. 45, 50226 Frechen — geb. am 28.12.1966

| Kassen-Nr. | Versicherten-Nr. | Status |
|---|---|---|
| 1127973 | 1234567890 | |

| Betriebsstätten-Nr. | Arzt-Nr. | Datum |
|---|---|---|
| 123456789 | 234567890 | 23.09.2015 |

Gebühr frei / Geb.-pfl. / noctu / Sonst. / Unfall / Arbeits-unfall

TEIL II für die Apotheke zur Verrechnung — BVG: 6 — Spr.St. Bedarf: 9 — Begr.-Pflicht — Apotheken-Nummer / IK — Zuzahlung — Gesamt-Brutto — Arzneimittel-/Hilfsmittel-Nr. — Faktor — Taxe — 1. Verordnung — 2. Verordnung — 3. Verordnung

**Rp.** (Bitte Leerräume durchstreichen)

Cannabisblüten Sorte Bakerstreet 10 g (NRF 22.12.)
10x 1 Gramm
1x täglich 1 Gramm mittels Verdampfer inhalieren

aut idem / aut idem / aut idem

Vertragsarztstempel: Dr. Can Özler, Fac… für …, Franz… 12, 50226 Frechen, Tel. (02234) 909090 — 6611333

555H — Abgabedatum in der Apotheke — 000000000 — Unterschrift des Arztes — BtM-Rp. (12.2011)

Bei Arbeitsunfall auszufüllen! — Unfalltag — Unfallbetrieb oder Arbeitgebernummer

**Merke: Der Arzt legt Arzneistoff, Applikationsform und Dosierung fest!**

Keinesfalls darf es am HV-Tisch in der Offizin zu Diskussionen oder Verhandlungen über die Applikationsform kommen, da dies essenzieller Bestandteil der vom Arzt vorgegebenen Therapie ist.

In § 2 Abs 1 BtMVV sind folgende Höchstmengen für 30 Tage in Bezug auf Cannabis vorgegeben:

- Cannabisblüten bis zu 100.000 mg (unabhängig von der Sorte),
- Cannabis-Extrakt bis zu 1000 mg (bezogen auf den THC-Gehalt),
- Dronabinol bis zu 500 mg.

Patienten, die ursprünglich (vor März 2017) mittels einer Ausnahmegenehmigung nach § 3 Abs 2 BTMG versorgt wurden, müssen zwischenzeitlich auf eine verordnungsbasierte Cannabis-Therapie umgestellt worden sein. Nach einer Übergangszeit von damals drei Monaten hatten die Genehmigungen Ihre Gültigkeit verloren und können auch nicht mehr beantragt werden, beispielsweise wenn der Patient keinen Verordner gefunden hat.

## 6.4 Erstattung

Eine wesentliche Triebfeder der neuen Cannabis-Gesetzgebung war die Aussicht, dass eine vom Arzt verordnete Cannabis-Therapie auch durch die gesetzlichen Krankenversicherungen erstattet wird. Damit wurde im Gegensatz zur ehemaligen, durch eine Sondergenehmigung nach § 3 Abs 2 BTMG legitimierten Selbsttherapie der Zugang zu Medizinal-Cannabis von den finanziellen Möglichkeiten des Patienten abgekoppelt.

In § 31 SGB V werden drei Bedingungen für die Kostenübernahme von Cannabisblüten, einem Cannabis-Extrakt und den Wirkstoffen Dronabinol sowie Nabilon beschrieben:

- Es gibt keine Therapiealternative für einen schwerkranken Patienten.
- Es gibt eine Aussicht auf Linderung der Symptomatik oder Besserung der Erkrankung.
- Der Patient willigt einer anonymisierten, nicht-interventionellen Begleiterhebung ein.

Damit ist die Kostenerstattung nicht an eine unmittelbare Indikation geknüpft. Private Verordnungen dürfen selbstverständlich unabhängig von den drei genannten Aspekten erfolgen. Wichtig ist die Tatsache, dass eine Genehmigung der Kostenübernahme durch die jeweilige Krankenkasse *vor* Beginn der Therapie einzuholen ist. Somit darf seitens des Arztes das erste Kassenrezept erst nach Eingang der Kostenübernahmegenehmigung ausgestellt werden. Für diese Genehmigung ist der zuständige Arzt verantwortlich und nicht die Apotheke, oder anders formuliert: Die Verordnungsfähigkeit prüft der behandelnde Arzt. Nach übereinstimmenden Veröffentlichungen verschiedener Landes-Apothekerverbände sind die Apotheken bzgl. eines vorliegenden Kassenrezeptes nicht prüfpflichtig, was die Kostenübernahme durch die jeweilige gesetzliche Krankenversicherung angeht. Eine Ablehnung der Kostenübernahme kann nur in begründeten Ausnahmefällen erfolgen. Die vorgegebene Frist zur Genehmigung liegt bei drei Wochen (bei Einschalten des Medizinischen Dienstes der Krankenkassen fünf Wochen). Lediglich bei einer Verordnung im Rahmen einer spezialisierten ambulanten Palliativversorgung muss innerhalb von drei Tagen entschieden werden. Seite August 2019 muss die Krankenkasse ebenfalls innerhalb von drei Tagen über die Kostenübernahme entscheiden, wenn eine Cannabinoid-Therapie im Krankenhaus begonnen wurde und ambulant weitergeführt werden soll. Nach SGB V gilt diese Neuregelung der Kostenübernahme für Cannabisblüten, Cannabis-Extrakt, Dronabinol sowie Nabilon und damit auch für die Fertigarzneimittel Sativex® und Canemes®. Nach Beschreibung des BfArM, des Herstellers Almirall und einiger Kassenärztlicher Vereinigungen entfällt die Genehmigung für eine Kostenübernahme, wenn eines der beiden Fertigarzneimittel im Sinne deren zugelassener Indikationen eingesetzt wird. Hierfür spricht auch, dass beispielsweise das Fertigarzneimittel Sativex® einen Zusatznutzen seitens des Gemeinsamen Bundesausschuss in der zugelassenen Indikation zugesprochen bekommen hat. Ein entsprechender Erstattungsbetrag ist vereinbart worden.

Da die Festlegung von einer Genehmigung vor der ersten Verordnung spricht, ist anschließend keine weitere Genehmigung für dieses Arzneimittel beim gleichen Patienten mehr einzuholen. Allerdings sind auch bereits zeitlich befristete Genehmigungen seitens der Krankenkassen erteilt worden, die allerdings als rechtlich nicht haltbar diskutiert werden. In Bezug auf die Kostenerstattung müssen auf jeden Fall aktuelle Entwicklungen und Neuerungen immer noch sehr genau verfolgt werden.

Die Preisbildung geschieht für die Fertigarzneimittel Canemes® und Sativex® auf Basis der Arzneimittelpreisverordnung. Wird eine Rezeptur hergestellt, gilt § 5 der AMPreisV, beim „bloßen Umfüllen" gilt § 4 AMPreisV. – CAVE: Wenn die Apotheke doch einen Einzelimport eines Cannabis-haltigen *Fertig*arzneimittels vollziehen sollte, muss – wie bei allen anderen Einzelimporten auch – die Apotheke einen Kostenvoranschlag zur Kostenübernahme bei der entsprechenden gesetzlichen Krankenversicherung einholen.

Zur Abrechnung von GKV-Rezepten muss statt der üblichen Rezeptur-Pharmazentralnummer eine Sonderpharmazentralnummer nach Tabelle 11 aufgedruckt werden.

| Abrechnung von … | PZN | Beispiele |
|---|---|---|
| **Cannabis-Blüten in Zubereitungen** | 06460665 | Aufbereitete Cannabisblüten (zerkleinern, sieben, portionieren, …) |
| **Cannabis-Blüten unverändert** | 06460694 | Ganze Cannabisblüten |
| **Cannabinoid-haltigen Stoffen oder Fertigarzneimitteln in Zubereitungen** | 06460748 | Dronabinol-Kapseln, Dronabinol Tropfen, verarbeitete Cannabis-Extrakte |
| **Cannabinoid-haltigen Stoffen in unverändertem Zustand** | 06460754 | „Umgefüllte" Cannabis-Extrakte unverarbeitet |
| **Cannabinoid-haltigen Fertigarzneimittel ohne Pharmazentralnummer** | 06460671 | Zum Beispiel Einzelimporte |
| **Rp. nach § 5 (3) AmPreisVO, inkl. Cannabidiol-Rezepturen** | 09999011 | NRF 22.10. Ölige Cannabidiol-Lösung |

Tabelle 11: Sonderkennzeichen („Sonder-Pharmazentralnummern") nach Technischer Anlage 1 zur Vereinbarung über die Übermittlung von Daten im Rahmen der Arzneimittelabrechnung gemäß § 300 SGB V

### Taxation und Preisberechnung der Cannabis-Rezepturen

Seit dem 1. März 2020 gelten neue, veränderte Berechnungsgrundlagen für den Abgabepreis von getrockneten Cannabis-Blüten, Extrakten und Dronabinol. Die bisherige Grundlage nach Arzneimittelpreisverordnung (AmPreisV) und den dort festgelegten 90 bzw. 100 Prozent Aufschlag ist damit nicht mehr gültig. Ab sofort gilt ein in der Hilfstaxe (Anlage 10) festgelegter Fixaufschlag (Cannabis-Blüten) bzw. ein modifizierter prozentualer Aufschlag (Cannabis-Extrakt, Dronabinol).

Bei Abgabe von Cannabisblüten in unverändertem Zustand oder auch in Zubereitungen ist für alle Sorten ein Festpreis in Höhe von 9,52 € je Gramm abrechenbar. Hinzu kommen als Fixaufschläge bei Abgabe bis einschließlich 15,0 Gramm 9,52 € pro Gramm, über 15,0 bis einschließlich 30,0 Gramm sind 3,70 € je weiterem Gramm und über 30,0 Gramm 2,60 € je weiterem Gramm abzurechnen.

Die Preisberechnung der Extrakte für eine unveränderte Abgabe geht vom günstigsten Apothekeneinkaufspreis als Grundlage aus. Ein Aufschlag ist in Höhe von 100 Prozent des Einkaufspreises bei maximal 4,85 € je Milliliter möglich. Liegt der Einkaufspreis höher als 4,85 € je Milliliter, ist ein Aufschlag von 4,85 € je Milliliter vorgesehen. In beiden Fällen ist der Aufschlag zunächst bei 80 € begrenzt. Sind diese 80 € Aufschlag erreicht, kann je weiterem Milliliter ein weiterer Aufschlag von 8,4 Prozent des Apothekeneinkaufspreises berechnet werden. Werden Extrakte in Rezepturen verarbeitet, ist die Vorgehensweise wie folgt: Auf Basis des günstigsten Apothekeneinkaufspreises werden 90 Prozent des Milliliterpreises bis zu einer Summe von 80 € aufgeschlagen. Nach Erreichen der 80 € werden je weiterem Milliliter drei Prozent des Einkaufspreises aufgeschlagen.

Analog zur Preisberechnung bei Extrakten in Zubereitungen werden auch Dronabinol-Rezepturen auf Basis des günstigsten Einkaufspreises mit einem 90 Prozent-Aufschlag je Milliliter versehen. Bei Dronabinol gilt jedoch eine Deckelung erst bei 100 €, wobei auch hier anschließend weitere drei Prozent je Milliliter hinzu kommen.

Unabhängig davon kommen natürlich die jeweiligen Abrechnungspreise für Hilfsstoffe und Verpackungen, BTM-Gebühr und Mehrwertsteuer hinzu.

## 6.5 Wichtige Punkte für ein gelungenes Patientengespräch rund um Cannabis

Die folgende Übersicht stellt einen Leitfaden für ein Patientengespräch zum Thema Cannabis dar. Keinesfalls müssen in jedem Gespräch alle Punkte behandelt werden, sie stellen aber in Summe die wichtigsten Inhalte dar.

| Kategorie | | Inhalt | Begründung |
|---|---|---|---|
| Hintergrund-Informationen | 1. | Gibt es bereits **Erfahrung mit dem Konsum** bzw. der Anwendung von Cannabis (-blüten) in der Vergangenheit – legal oder illegal? | Diese Information ist für die weitere Beratung wichtig, da bei einem bereits vorhandenen Konsum in der Vergangenheit gewisse Erwartungen mit verschriebenem Cannabis verbunden sein können; ebenfalls ist davon auszugehen, dass bereits der Umgang mit z. B. dem Rauchen vorhanden ist. – Umgekehrt müssen Cannabis-naiven Patienten die wichtigsten Grundlagen, z. B. Nebenwirkungen, in aller Offenheit dargelegt werden. |
| | 2. | **Allgemeine Informationen** über das pflanzliche Material / die Rezeptur / das Fertigarzneimittel | Cannabisblüten aus der Apotheke sind einerseits sicher und qualitätsgesichert, können sich aber in Form, Geschmack (vor allem beim Rauchen) und Wirkung von „illegaler" Ware massiv unterscheiden. Dies sollte vor allem dem Patienten mit Vorerfahrung dargelegt werden, um die Compliance nicht bereits dadurch zu gefährden. Beim Einsatz von Rezepturen oder Fertigarzneimitteln sind die Zusammenhänge mit „Cannabis" für den Patienten wichtig, um z. B. etwaige Vorbehalte aufgrund von Ängsten vor Abhängigkeit, Nebenwirkungen oder einfach die Verbindung mit „illegalen Drogen" zu nehmen. |
| Handhabung | 3. | Die **Lagerung** der Cannabisblüten erfolgt idealerweise dunkel, dicht verschlossen, möglichst im Kühlschrank; Sativex® muss im Kühlschrank gelagert werden; Fertigarzneimittel oder Rezepturen vor dem Zugriff durch Unbefugte und Kinder schützen | Cannabisblüten können bei unsachgemäßer Lagerung auch eine nennenswerte Zersetzung zeigen, so dass die Lagerung dunkel und idealerweise kalt zu bevorzugen ist. Dronabinol-Tropfen und die aktuell auf dem Markt befindlichen Extrakte hingegen werden bei Raumtemperatur gelagert. Darüber hinaus sollten auch bei der Lagerung von Cannabisblüten und Präparaten, die auf Cannabis basieren, die üblichen Vorsichts- und Sicherheitsmaßnahmen gelten, die für alle anderen Betäubungsmittel im Privathaushalt empfohlen werden. |

| Kategorie | | Inhalt | Begründung |
|---|---|---|---|
| | 4. | Die **Applikation** und damit der direkte Umgang bei der Anwendung muss dem Patienten verdeutlicht, mit ihm besprochen und etwaige Hilfsmittel erklärt werden. | Es können sehr unterschiedliche Applikationsvarianten in Verbindung mit Cannabis auftreten: Sollte beispielsweise eine Teezubereitung verordnet sein, muss das Herstellungsprocedere genau erklärt werden. Der Unterschied zwischen einem Aufguss und einem Dekokt muss laienverständlich dargestellt werden. Ebenfalls muss einer eigenständigen Änderung der Applikationsform, z. B. auf die Anwendung als „Joint", entgegengewirkt werden. – Die Apotheke sollte den Patienten je nach vorgesehener Applikationsform entsprechende Hilfsmittel und Dosierhilfen anbieten (siehe unten). Vor allem die Frage der Abgabeform (Einzeldosen vs. Mehrdosenbehältnis) muss genau abgewogen und ggf. auch mit dem verordnenden Arzt besprochen werden. – Beim Einsatz öliger Tropfen ist zu bemerken, dass eine Einnahme in Wasser wenig sinnvoll ist. Die Applikation auf Brot, Zucker oder Keksen ist zu bevorzugen und empfehlen. Auch muss das pharmazeutische Personal unbedingt dem Patienten die jeweils vorhandene „Tropfmontur" genau erklären. |
| Therapie | 5. | **Dosierung und Compliance** | Die Dosisfindung beim Einsatz von Cannabis und davon abgewandelten Zubereitungen ist schwierig und sehr individuell. Um eine Therapieeinstellung überhaupt möglich zu machen, ist eine hohe Compliance notwendig, die durch ein entsprechendes Beratungsgespräch gefördert werden muss. |
| | 6. | Der **Abstand zum Essen** muss „standardisiert" und immer gleich sein | Bei der Abgabe müssen neben der Dosierung auch die Abgabemodalitäten genau besprochen werden. Nicht zuletzt aufgrund der sehr individuellen Pharmakokinetik sollte die Einnahme bei einem Patienten immer gleich in Bezug auf die Mahlzeiten erfolgen. |
| | 7. | **Aufmerksamkeit, Fahrtüchtigkeit und Arbeitsfähigkeit** können eingeschränkt sein | Im Rahmen einer Cannabis-Therapie unabhängig von der eingesetzten Form kann es aufgrund von (un)erwünschten Wirkungen zu einer massiven Einschränkung von Aufmerksamkeit und Fahrtüchtigkeit kommen. Alle Fachinformationen weisen hierauf ausdrücklich hin. Letztlich ist vor allem die Einstellungsphase besonders kritisch. Die Zeit der Einstellung und Dosisfindung führt ein besonders hohes Risiko in Bezug unerwünschte Wirkungen mit sich. |

| Kategorie | Inhalt | Begründung |
|---|---|---|
| 8. | **Interaktionen** mit anderen Arzneimitteln und Alkohol | Cannabisblüten und davon abgeleitete (Fertig-)Arzneimittel haben ein ausgeprägtes, aber auch sehr individuelles Interaktionspotential. In Kombination mit der sehr patientenindividuellen Einstellung ist eine genaue Vorhersage über die klinische Relevanz einer detektierten Interaktion schwierig. Es muss daher immer eine Einzelfallbeurteilung aufgrund von ABDA-Datenbank, Fachinformation oder auch wissenschaftlicher Literatur durchgeführt werden. – Ein paralleler Alkoholkonsum kann allerdings zu einer deutlichen Verstärkung der unerwünschten Wirkungen führen, sodass Alkoholkonsum unter der Therapie zu vermeiden ist. |

## 6.6 Umgang mit der „Unzufriedenheit“ des Patienten mit der „legalen“ Ware

Die Erfahrungen der letzten mehr als drei Jahre in der Praxis zeigen, dass Cannabis-erfahrene Patienten mit den in Apotheken vertriebenen Cannabisblüten nicht selten „unzufrieden“ sind. Die Gesetzesänderung hat eine Lockerung im Umgang mit Cannabisblüten und standardisiertem Extrakt für therapeutische Zwecke umgesetzt. Es handelt sich keinesfalls um die Legalisierung von „Kiffen auf Rezept“. Aus pharmazeutischer Sicht ist nicht zu beurteilen, welche Sorten und Formen von Cannabis auf dem Schwarzmarkt zur Verfügung stehen und was gegebenenfalls von den Patienten in der Vergangenheit konsumiert wurde. Daher kommt es nicht unerwartet, dass sich die jetzt über die Apotheke zu beziehende Ware in ihren Eigenschaften wie Geschmack oder Aussehen von „Straßenware“ unterscheidet. Diese Tatsache sollte den Patienten bereits bei der Abgabe erklärt und verdeutlicht werden. Mit dem Bezug über die Apotheke können die Patienten sich dagegen sicher sein, dass sie qualitativ hochwertiges, kontrolliertes pflanzliches Material bekommen, dessen Zusammensetzung in Bezug auf THC und CBD verlässlich sein wird (bei gleicher Verordnung). Um dieses hohe Maß an Sicherheit zu gewährleisten, werden die Verpackungen geöffnet, um eine Identitätsprüfung durchzuführen. Die Patienten müssen darüber aufgeklärt werden, dass dieser Vorgang ihrem Wohl dient. Eine etwaige Beeinträchtigung der Cannabisblüten durch das Procedere ist höchstwahrscheinlich zu vernachlässigen. Ebenfalls kann eine entsprechende Vorportionierung in Einzeldosen zu mehr Arzneimitteltherapiesicherheit führen. Schlussendlich werden Hilfsmittel zur Dosierung oder Verdampfung angeboten.

Zusätzlich ist die leider nach wie vor immer wieder schlechte Lieferfähigkeit für viele Patienten unverständlich. Von der Apotheke sollten so gut wie möglich in einem Apotheke-Stammkundenverhältnis vorausschauend Nachbestellungen ausgelöst werden.

## 6.7 Notwendige Hilfsmittel

Es wäre nicht im Sinne einer modernen, qualitätsgesicherten Patientenversorgung, wenn die Patienten mit der Cannabis-Droge die Apotheke verlassen würden, ohne ausreichend über die Anwendung und den Umgang mit dem Arzneimittel informiert worden zu sein. Für den Umgang mit Cannabisblüten werden je nach Applikationsart spezifische Utensilien und Hilfsmittel benötigt.

In den Monographien des NRF werden Dosierlöffel genannt, einmal ein 1,0 mL- und einmal ein 1,7 mL-Löffel. Diese sind beispielsweise bei der iphas Pharma-Verpackung GmbH oder der WEPA APOTHEKENBEDARF GmbH & Co KG erhältlich. Darüber hinaus wird für das Zerkleinern gemäß NRF-Vorschrift eine Kräutermühle (auch als Grinder, Crusher, Weedmühle bezeichnet) benötigt. Auch eine solche ist für 5 bis 20 € bei verschiedenen Anbietern erhältlich.

| Hersteller | Art.-Nr. | Beschreibung |
|---|---|---|
| iphas | 01910 | Messbecher graduiert von 1-25 mL, PP natur, Höhe 41,8 mm, Ø 35 mm (kann auf den braunen Verschluss der Euro-Medizinflasche aufgesteckt werden) |
| | 01914 | Messbecher graduiert 5–30 mL, PP natur (kann auf den Verschluss der Euro-Medizinflasche aufgesteckt werden) |
| | 01930 | Messlöffel graduiert bei 2,5 mL und 5 mL, Stufe ertastbar, PP natur, L 69,5 x B 36 x H 12 mm |
| | 01940 | Messlöffel graduiert bei 3 mL, 5 mL und 8 mL, Stufe ertastbar, PP natur, L 73,7 x B 36 x H 12 mm |
| | 01950 | Dosierlöffel 1 mL aus Polystyrol weiß |
| WEPA | 066207 | Dosierlöffel für Vitamin C (1,7 mL Inhalt) aus PP natur |

Tabelle 12: Messbecher und Messlöffel (Beispiele)

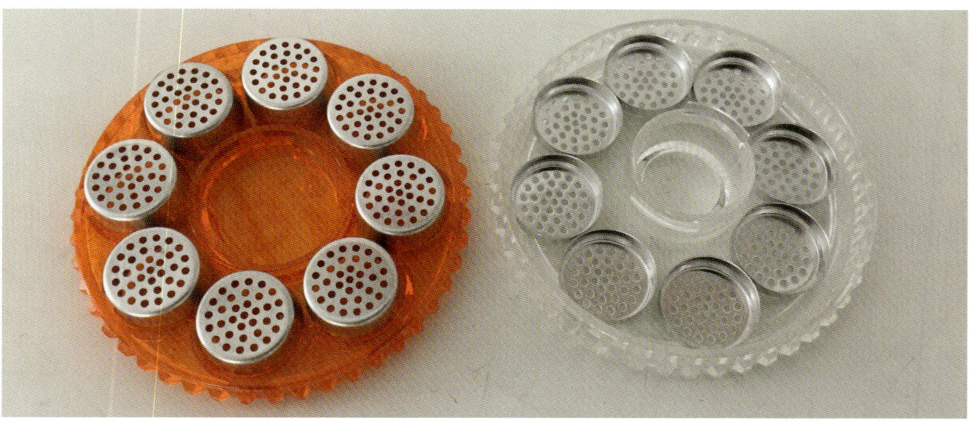

Abbildung 17: Kräutermühle (Beispiel, vgl. auch Abb. 10 (verschiedene Hersteller z. B. Storz und Bickel oder verdampftnochmal.de; Abbildungen: C. Ude / DAC/NRF)

Die für die Einzelportionierung zur Teeherstellung vorgesehenen Papierkapseln sind ebenfalls z. B. bei der Firma WEPA APOTHEKENBEDARF GmbH & Co KG erhältlich. Bei der Auswahl entsprechender Kapseln ist darauf zu achten, dass eine Beschichtung die sehr lipophilen Substanzen der Cannabis-Droge absorbieren kann und sich daher vor allem einfaches Papier als Material eignet.

Eine häufige Applikationsart ist die Inhalation nach Verdampfung (vgl. NRF 22.12.). Hierzu sind Geräte erforderlich, die als Medizinprodukte im Verkehr sind, z. B. Volcano Medic® oder Mighty Medic® (Storz & Bickel GmbH & Co. KG). Es sollten nur solche Geräte verwendet werden, die ein CE-Kennzeichen tragen.

## 6.8 Information von Ärzten

Die Apotheke sollte ihre Fachkompetenz in dem vorliegenden Gebiet auch in Richtung der Ärzteschaft ausspielen. Der folgende Leitfaden kann als Grundlage für die zu besprechenden Punkte rund um eine Cannabis-Therapie mit einem Arzt benutzt werden:

| Bereich | | | Inhalt |
|---|---|---|---|
| Therapie | 1. | Darstellung der unterschiedlichen **„Cannabis-Formen“** zu medizinischen Zwecken | • Cannabisblüten<br>• Wirksamkeitsbestimmende Inhaltsstoffe in Form von Rezepturen<br>• Fertigarzneimittel mit Nabiximols oder Nabilon<br>Wichtig ist bei der Darstellung der Hinweis, dass die Rezepturen nach Möglichkeit in Form von NRF-Vorschriften verordnet werden sollten. – **Dem Verordner muss verständlich erklärt werden, dass keinesfalls alle Therapievarianten auf die Ausgangspflanze** *Cannabis sativa* **reduziert werden dürfen!** |
| | 2. | Verknüpfung der verschiedenen Cannabis-Formen mit unterschiedlichen **Indikationen** | Um dem behandelnden Arzt die Auswahl und Therapiefestlegung zu erleichtern, zeigt Abbildung 18 eine Gegenüberstellung von Indikationen und vorhandenen klinischen Studien bzw. Daten. Anhand dessen kann dem Arzt im Sinne einer extern vorhandenen Evidenz die Auswahl einer entsprechenden Cannabis-Form empfohlen werden. |

| Bereich | | | Inhalt |
|---|---|---|---|
| | 3. | Festlegen einer individuellen **Dosierung** | Der behandelnde Arzt muss eine eindeutige Dosierung im Sinne einer sicheren Arzneimitteltherapie festlegen. Unabhängig davon muss auf eine sorgfältige, individuelle Dosistitration hingewiesen werden, die durchaus über Wochen dauern kann und von der Compliance des Patienten abhängig ist. |
| | 4. | Bei Auswahl von *Cannabis flos*, Erklärung der unterschiedlichen **Varietäten** | Wenn sich der Arzt auf eine Therapie mit *Cannabis flos* festlegt, müssen ihm die verschiedenen Varietäten und deren Zusammensetzung verdeutlicht werden. |
| | 5. | Aufzeigen der Unterschiede in Bezug auf die **Pharmakokinetik** der unterschiedlichen Cannabis-Anwendungsformen | Wie in Kapitel 4 gezeigt, ist die Kinetik der verfügbaren Cannabis-Formen sehr unterschiedlich. Besonderes Augenmerk muss auf $C_{max}$ und $T_{max}$ gelegt werden. |
| | 6. | Festlegen der **Darreichungsform(en)** | Das Festlegen der Darreichungsform ist wesentlicher Bestandteil der Verordnung, da die Wirkung, die Pharmakokinetik und auch die Therapiesicherheit ganz wesentlich damit verknüpft werden. Ein Festlegen oder Abwägen verschiedener Möglichkeiten am HV-Tisch in der Offizin ist abzulehnen. |
| | 7. | Festlegen ob **Einzel- oder Mehrdosenbehältnis** | Der Arzt kann durch Verordnung von Einzeldosen den wichtigen und schwierigen Schritt der Dosierung an die Apotheke delegieren und damit die Therapie sicherer gestalten. |
| Formale Anforderungen | 8. | Korrektes Ausstellen eines entsprechenden **BtM-Rezeptes** | Es müssen alle Angaben gemäß BtMVV auf dem Rezept vorhanden sein. Wichtig ist, dass der Arzt auch die Applikationsform festlegt. Es ist nicht ausreichend, dass „gemäß schriftlicher Anweisung" notiert ist. Diese müsste dann der Apotheke vorliegen. |
| | 9. | Besprechung des Ablaufs zur **Kostenübernahme** | Die Kostenübernahme ist seitens des Arztes (ggf. durch den Patienten) einzuholen. Alle wichtigen Informationen hierzu finden sich auf den Seiten der Kassenärztlichen Vereinigungen. Wichtig ist, dass die Genehmigung vor der ersten Verordnung einzuholen ist. |
| | 10. | Ablauf der **Begleitforschung** | Für die Umsetzung der Begleitforschung gilt die Cannabis-Begleiterhebungs-Verordnung (CanBV) vom 23. März 2017 (BGBl. I, Nr. 14) |

| | |
|---|---|
| **Spastik bei MS** | • Sativex® klinisch geprüft und zugelassen<br>• andere Cannabis-Varianten zeigen bzgl. Wirksamkeit eine heterogene Datenlagen |
| **CINV*** | • Nabilon: klinisch geprüft und zugelassen<br>• THC/Dronabinol: gute Datenlage zur Wirksamkeit<br>• Sativex®: eine Studie in der Indikation<br>• CAVE: etablierte Alternativen (Setrone, NK-1-Antagonisten) vorhanden |
| **Schmerz** | • zahlreiche Studien mit unterschiedlichen »Cannabis-Varianten« vorhanden<br>• heterogene Wirksamkeitsbelege für THC/Dronabinol, Sativex® und Co<br>• gerauchtes Cannabis besonders wirksam?<br>• Empfehlung ist schwer |
| **Appetitsteigerung** | • nur Studien mit Dronabinol<br>• wenig Evidenz vorhanden |
| **Epilepsie** | • Daten für Darvet- und Lennox-Gastaut-Syndrom mit Cannabidiol vorhanden<br>• Cannabidiol auch bei Kindern einsetzbar<br>• siehe hierzu NRF-Zubereitung (NRF 22.10. »Ölige Cannabidiol-Lösung«) |

Abbildung 18: Gegenüberstellung von Indikationen mit der jeweiligen Evidenzlage einer Cannabis-Therapie [*Chemotherapie-induzierte Übelkeit und Erbrechen]

Darüber hinaus kann im Rahmen der Information von Ärzten auch sehr gut auf die im Jahr 2018 von der der Deutschen Gesellschaft für Schmerzmedizin (DGS) publizierte Praxisleitlinie "Cannabis in der Schmerztherapie„ verwiesen werden. Diese Praxisleitlinie grenzt sich von klassischen Therapieleitlinien dadurch ab, dass sie nicht ausschließlich den evidenzbasierten Ansatz verfolgt, sondern versucht, den Patienten ins Zentrum zu stellen und diesem eine möglichst sichere und sinnvolle Therapie zur Verfügung zu stellen. In der vorliegenden Leitlinie wird dies als „patientenzentrierte" Medizin bezeichnet. Damit soll der Patient in den Mittelpunkt der Entscheidung gerückt und eine symptomorientierte Therapie, die sich an Patientenpräferenzen und einem konkreten Nutzen orientiert, bereitgestellt werden. Die Überschrift „Praxisleitlinie" ist im konkreten Falle im Sinne einer „Handlungsempfehlung", ja vielleicht sogar als eine Art „Handbuch“ für die tägliche Arbeit zu verstehen. Dafür spricht nicht zu letzt auch das Layout. Jeweils am Ende der einzelnen Unterkapitel findet sich Platz für eigene Notizen. Trotzdem dienen fast 400 Literaturstellen aus Datenbanken, Expertenmeinungen und Veröffentlichungen als Grundlage aller Ausführungen, Empfehlungen und Bewertungen. Diese Basis führt auch in der genannten Leitlinie zu drei klar definierten Empfehlungsgraden A, B und C, wie dies bei klassischen Leitlinien der Fall ist. So beschreiben A-Empfehlungen den besten Evidenzgrad und basieren auf randomisierten Studien bzw. Metaanalysen. Während die B-Empfehlungen schon weniger hochwertige Studien als Grundlage haben, resultieren C-Empfehlungen auch in dieser Leitlinie aus Konsensusmeinungen und kleineren, nicht kontrollierten Studien.

# 7 Nützliche Links und Online-Quellen

| Schritt in der Praxis | Aufgaben | Links / Informationen |
|---|---|---|
| Erhalt des Rezeptes | Formale Prüfung: Ist die Cannabis-Sorte ausreichend deklariert? Wurde die Applikationsform ausreichend beschrieben und nicht nur „nach schriftlicher Anweisung" geschrieben | siehe hierzu die detaillierte Beschreibung der BAK „Cannabis FAQs" (Bundesapothekerkammer 2017) oder die BtMVV – ggf. Rücksprache mit dem behandelnden Arzt – siehe auch: http://www.bfarm.de/ |
| | Wurde das Rezept von einem Humanmediziner ausgestellt? | Für die Verordnung von Cannabis ist explizit geregelt, dass nur der Humanmediziner (und nicht der Tier- oder Zahnarzt) verordnen darf! |
| | Bei einem Rezept zu Lasten der GKV: Gibt es Gründe, warum die Erstattung nicht erfolgen sollte? Sind alle Formalitäten aus Sicht der Apotheke auf dem Rezept korrekt vorhanden? | Siehe hierzu die Homepages bzw. Rundschreiben des jeweiligen Apothekerverbandes, der jeweiligen Kassenärztlichen Vereinigung des Bundeslandes oder die Kassenärztliche Bundesvereinigung www.kbv.de MERKE: Die Apotheke ist nicht prüfpflichtig in Bezug auf die Kostenübernahme-Genehmigung! |
| Beschaffung | Bezug der Fertigarzneimittel oder Rezeptur-Sets über den pharmazeutischen Großhändler oder Hersteller | Bei längerer Lieferzeit unbedingt die Gültigkeitsdauer eines BtM-Rezeptes berücksichtigen! (CAVE: Änderung der BTMVV – 7 Tages-Frist bei Vorlage des Rezeptes beachten!) |
| Eingang der Cannabis-Ware | Identitätsprüfung | Hierzu die entsprechenden Arzneibuch-Monografien beachten; bei Nutzung abweichender Analytikverfahren (z. B. Teststreifen) die Gleichwertigkeit kritisch hinterfragen |
| | Verdeutlichen des rechtlichen Status von *Cannabis flos*: Es handelt sich nicht um ein Fertigarzneimittel, sondern um ein „Arzneimittel" im Sinne eines Rohstoffs wie z. B. Opiumtinktur | Siehe hierzu z. B. die Ausführungen (Merkblatt) des Regierungspräsidiums Darmstadt (https://rp-darmstadt.hessen.de, Suchbegriff „cannabis") |
| | Beschriftung | Siehe hierzu „FAQs BAK" und / oder § 14 Apothekenbetriebsordnung |
| Verarbeitung | Umsetzung einer Verordnung z. B. im Sinne einer NRF-Vorschrift | Siehe NRF |

| Schritt in der Praxis | Aufgaben | Links / Informationen |
|---|---|---|
| | Umfüllen in Abgabe-Verpackung | Siehe hierzu eine geeignete NRF-Rezeptur und die dort beschriebenen Packmittel; CAVE bei beschichteten Verpackungen in Kombination mit den sehr lipophilen Substanzen |
| | Preisberechnung gemäß Arzneimittelpreisverordnung bzw. § 5 der AM-PreisV („Rezeptur") oder § 4 der AM-PreisV („Umfüllen") | Siehe entsprechende Verordnung oder Berechnung mit Hilfe vorhandener Apotheken-Softwaresysteme |
| Abgabe | Hilfsmittel: Die Apotheke muss dem Patienten eine geeignete Applikationsform gemäß Verordnung erklären. Dazu kann zählen: das eigenständige Abwiegen, das Verdampfen und damit die Nutzung eines Verdampfers, usw. Außerdem sollte bei Mehrdosenbehältnissen ein Dosierlöffel mit abgeben werden. | Siehe hierzu z. B. die Seiten der Firmen WEPA APOTHEKENBEDARF GmbH & Co KG, Storz & Bickel GmbH & Co. KG, verdampftnochmal.de |
| Klinische Bewertung | Schnelle Zuordnung von Indikationen zur jeweiligen klinischen Wirksamkeit | Praxisleitlinie der DGS – Cannabis in der Schmerztherapie: https://www.dgs-praxisleitlinien.de/index.php/leitlinien/cannabis |

# 8 Häufige Fragen und Antworten

## Was ändert sich durch die Gesetzesänderung aus März 2017 und ist damit jetzt auch der Selbstanbau von Cannabis erlaubt?

Die Gesetzesänderung aus März 2017 betrifft die Verwendung von Cannabisblüten und Cannabisextrakt in standardisierter Qualität ausschließlich zu medizinischen Zwecken. Ziel ist es, Patienten ohne weitere Therapiealternative und entsprechender Erkrankung Cannabis legal zugänglich zu machen. Durch das Gesetz wird die Verkehrs- und Verschreibungsfähigkeit hergestellt. Die Verwendung von Cannabis zu Rausch- oder Genusszwecken ist und bleibt nach wie vor in Deutschland verboten. Die Versorgung der Patienten mit Medizinal-Cannabis in standardisierter und gleichbleibender Qualität erfolgt durch die öffentlichen Apotheken nach Verordnung durch einen Arzt. Die Regeln für den Eigenanbau werden ebenfalls nicht geändert. Der Eigenanbau bleibt damit verboten. Ebenfalls wird in der Cannabisgesetzgebung nicht auf Cannabidiol eingegangen.

## Bei welchen Erkrankungen kann der Arzt Cannabis verordnen und für welche Patienten?

Cannabis und seine daraus abgeleiteten Zubereitungen werden vorrangig eingesetzt bei chronischen oder neuropathischen Schmerzen, schmerzhafter Spastik bei Multipler Sklerose oder Paraplegie, bei Chemotherapie-induziertem Erbrechen und bei Appetitlosigkeit von HIV-/AIDS-Patienten, sowie bei Epilepsien. Zu beachten gilt es, dass der Einsatz von Cannabis nur dann erfolgen soll, wenn im entsprechenden Einzelfall keine andere zielführende Therapiemöglichkeit zur Verfügung steht. Außerdem muss eine Aussicht auf eine positive Beeinflussung des Krankheitsgeschehens bzw. der Symptomatik bestehen. Die mit Cannabis therapierten Patienten müssen darüber hinaus verpflichten, an einer anonymen, nicht-interventionellen Begleiterhebung teilzunehmen. Diese erfolgt nach Cannabis-Begleiterhebungs-Verordnung (CanBV) vom 23. März 2017.

## Muss man zu einem Spezialisten oder reicht der Hausarzt?

Grundsätzlich darf jeder Humanmediziner („Arzt“) Cannabis verordnen, sofern er am Betäubungsmittelverkehr teilnimmt. Das Verordnen von Cannabisblüten durch einen Tierarzt oder Zahnarzt ist nicht erlaubt.

## Wie viel kostet es den Patienten?

Ziel dieses Gesetzes ist es, dass jene Patienten, die auf eine Cannabis-Therapie angewiesen sind, die Kosten von der gesetzlichen Krankenkasse erstattet bekommen. Die Kostenübernahme muss vor jedem Therapiebeginn durch die Krankenkasse bestätigt werden, wobei nur kurze „Einspruchsfristen“ für die Krankenkassen vorgesehen sind. Die Änderungen zum 01.03.2020 in Bezug auf die Preisberechnung haben die Kosten – im Falle einer Privatverordnung auch für den Patienten – gesenkt.

## Wie wirkt Cannabis?

Die wirksamkeitsbestimmenden Inhaltsstoffe des Cannabis sind die Cannabinoide, die ihre Wirkung über eigene Rezeptoren im Körper vermitteln. Bisher sind zwei Rezeptoren, $CB_1$ und $CB_2$, beschrieben, wobei diese in unterschiedlichen Geweben exprimiert werden. So findet man $CB_1$-Rezeptoren vorwiegend im ZNS, während $CB_2$-Rezeptoren hauptsächlich auf Immunzellen zu finden sind. Eine Aktivierung dieser präsynaptischen G-Protein-gekoppelten Rezeptoren zieht eine verminderte Neurotransmitterfreisetzung aus der Präsynapse nach sich, was zu einer verminderten neuronalen Aktivität führt.

## Welche Nebenwirkungen könnte es geben?

Das Spektrum unerwünschter Arzneimittelwirkungen („Nebenwirkungen“) ist breit und vielfältig. So können neben Müdigkeit und Schwindel, Depressionen, Desorientiertheit auch Euphorie, Konfusion, Aufmerksamkeits- und Gedächtnisstörungen auftreten. Nach Anwendung von Cannabis sind Durchfälle, Übelkeit, Erbrechen, Bluthochdruck, Herzrasen, starkes Schwitzen und Halluzinationen möglich. Das Lenken von Fahrzeugen und Bedienen von Maschinen ist ebenfalls nicht zu empfehlen. Konsumieren Kinder und Jugendliche Cannabis, muss mit Hirnentwicklungsstörungen gerechnet werden.

## Gibt es Wechselwirkungen mit anderen Mitteln?

Um eine Aussage über klinisch relevante Wechselwirkungen von „Cannabis“ und anderen Arzneimittel verlässlich treffen zu können, muss die zu bewertende Cannabis-Form feststehen: Cannabisblüten oder Extrakt oder Tropfen. Somit ist eine Bewertung, ob eine Therapieänderung notwendig ist, oder gar ein Einsatz von Cannabis nicht möglich ist, immer eine Einzelfallentscheidung.

Theoretisch betrachtet, kann es über die sogenannten Cytochrom-P-450-Enzyme (CYP) zu Wechselwirkungen zwischen Cannabis und anderen Arzneimitteln, ggf. auch Lebensmitteln, kommen. $\Delta^9$-Tetrahydrocannabinol und Cannabidiol werden über diese CYP-Enzyme verstoffwechselt und können (theoretisch) selbst Einfluss auf die Verstoffwechslung anderer Arzneimittel nehmen.

Parallel zu einer Cannabis-Therapie sollte von einem Alkoholkonsum Abstand genommen werden, da einige Haupt- und auch Nebenwirkungen im negativen Sinne verstärkt werden könnten.

## Eignet sich Cannabis für eine Dauertherapie?

Aussagen zur Langzeitanwendung sind aus heutiger Sicht sehr schwierig, da Daten aus kontrollierten Studien mit entsprechend langer Dauer nicht vorliegen. Bei Betrachtung des Nebenwirkungsprofils aus bisherigen Untersuchungen scheint eine Dauertherapie bei Erwachsenen durchaus möglich. Ganz im Gegensatz zu Kindern und Jugendlichen, bei denen eine Gabe von Cannabis zur schwerwiegenden Hirnentwicklungsstörungen führen kann.

## Wie wird Cannabis konsumiert? Muss man das rauchen? Oder welche Darreichungsformen gibt es?

Bereits vor der aktuellen Gesetzesänderung waren Arzneimittel auf Basis von Cannabis in Deutschland zu therapeutischen Zwecken verfügbar. So war und ist das Präparat Sativex® zur Behandlung von Patienten mit Multipler Sklerose in Deutschland erhältlich. Hierbei handelt es sich um Tropfen auf Basis von Cannabis. Ebenfalls können Apotheken nach Verschreibung durch einen Arzt Kapseln oder Tropfen mit den wirksamkeitsbestimmenden Inhaltsstoffen aus Cannabis für den Patienten individuell herstellen. Diese werden dann oral eingenommen. Nach dem Inkrafttreten der Gesetzesänderung können darüber hinaus dann auch Cannabisblüten oder ein Cannabisextrakt in standardisierter Qualität zu therapeutischen Zwecken konsumiert werden. Die Blüten müssen durch entsprechende Hilfsmittel („Vernebler“) angewendet werden.

## Wird man davon abhängig?

Es kann bei Cannabiskonsum, wie bei fast allen psychotrop wirkenden Substanzen, zu Abhängigkeiten und Gewöhnungseffekten kommen. Jedoch sind diese, verglichen mit Substanzen wie Alkohol, Nikotin oder Heroin, deutlich geringer ausgeprägt und besser behandelbar. Insbesondere körperliche Abhängigkeiten treten bei Cannabis relativ selten auf. Etwas anders gelagert ist der Fall der psychischen Abhängigkeit. Mittlerweile gilt es als wissenschaftlich belegt, dass ein regelmäßiger Konsum zur Ausbildung einer psychischen Abhängigkeit führen kann. Dabei verlieren die Betroffenen die Kontrolle über den Cannabiskonsum. Wird das Verlangen nach Cannabis nicht gestillt, treten zumeist keine körperlichen Entzugssymptome auf, allerdings könne Unruhe, Nervosität sowie Schlafstörungen und Appetitlosigkeit auftreten.

## Gibt es Höchstmengen für die Verschreibung wie bei anderen Betäubungsmitteln?

Wie bei allen anderen Betäubungsmitteln ist auch für die Verordnung von Cannabisblüten eine Höchstmenge in der Betäubungsmittelverschreibungsverordnung vorgesehen, in diesem Fall liegt die Höchstmenge bei 100 g pro Monat und Patient.

## Wo kommt die Droge her?

Derzeit wird der deutsche Cannabis-Markt durch Importe, vorwiegend aus den Niederlanden, aber auch aus Kanada, versorgt. Mittelfristig sind Produktionsstandorte auch in Deutschland denkbar. In Deutschland ist eine Cannabisagentur beim Bundesinstitut für Arzneimittel und Medizinprodukte entstanden. Diese soll die Produktion(en) staatlich kontrollieren. Produzenten mussten sich in einem Ausschreibungsverfahren um Lizenzen für einen legalen Cannabisanbau bewerben. Beim Anbau geht es dann in erster Linie um Qualität, Wirksamkeit und Arzneimittelsicherheit. Von besonderer Bedeutung sind genau festgelegte Werte für den Mindest- bzw. Höchstgehalt des Wirkstoffs $\Delta^9$-Tetrahydrocannabinol (THC), sowie das Verhältnis der Wirkstoffe THC und Cannabidiol (CBD) in den Blüten. Rückstände von Pilzen, Fungiziden oder Schwermetallen dürften nicht festgestellt werden. Die Cannabisagentur wird die kompletten Cannabisernten aufkaufen und dann über die entsprechenden Vertriebswege an die Apotheken weiterverteilen.

## Gelten die üblichen Grundsätze der Arzneimittelsicherheit auch für Cannabis?

Für das in der Apotheke zu medizinischen Zwecken erhältliche Cannabis gelten alle Grundsätze der Arzneimittelsicherheit. Besonderes Merkmal der unterschiedlichen Cannabis-Varietäten sind die jeweils festgelegten, aber unterschiedlichen THC- und CBD-Gehalte. So sind Cannabisblüten mit einem THC-Gehalt von < 1 % bis weit über 20 Prozent auf dem deutschen Arzneimittelmarkt verfügbar. Die Sicherheit für den Patienten ergibt sich aus der Gewissheit, dass der von der Apotheke deklarierte THC- und CBD-Gehalt verlässlich ist und somit ein hohes Maß an Therapiesicherheit gewährleistet wird.

## Wo bekomme ich notwendiges Zubehör oder Utensilien zur Handhabung für den Patienten?

Nachdem eine legale Therapie mit Cannabisblüten seit dem 10.03.2017 möglich ist, muss die Umsetzung konsequent weiterverfolgt werden. Zur Dosierung bieten verschiedene Firmen passende Löffel an, die auch im NRF genannt und beschrieben sind. Ebenfalls sind zwei Vernebler-Typen für eine inhalative Anwendung samt Zubehör am Markt verfügbar. Dabei ist besonders interessant, dass bei einem der beiden Geräte lediglich der Ballon patientenindividuell ist. Das Gerät selbst kann zum Befüllen der Ballone für mehrere Patienten genutzt werden. Somit ist eine Anwendung in einer Einrichtung oder auch im Krankenhaus möglich und leicht vorstellbar.

Sollen die Patienten selbstständig ihre Cannabis-Dosis abwiegen, wäre auch der Einsatz von sogenannten Gold-Waagen zu überlegen. Sicherlich eignen sich diese nicht für den Einsatz in Apotheken, aber als Hilfsmittel im privaten Umfeld wäre damit wenigstens eine halbwegs akzeptable Dosierung aus einem Mehrdosenbehältnis möglich.

## Wie ist vorzugehen, wenn ein Patient mit Cannabis-Therapie ins Krankenhaus kommt?

Wenn sich ein Patient im Krankenhaus befindet und eine Cannabis-Therapie benötigt, spricht zunächst aus rechtlicher Sicht nichts dagegen. Letztlich ist nirgends beschrieben, dass nicht auch eine Krankenhaus-Apotheke die Droge beziehen darf. Die Applikationsmöglichkeiten müssen dann jedoch im individuellen Fall festgelegt werden. Sicherlich ist ein Rauchen im Krankenhaus schwer vorstellbar. Eine Inhalation nach Verdampfen wäre dagegen denkbar, vor allem wenn Vernebler eingesetzt werden, mit denen verschiedene Ballons befüllbar sind. Letztlich ist wahrscheinlich für die Applikation ein eigener Raum notwendig.

Seit August 2018 müssen Krankenkassen für Patienten innerhalb von drei Tagen über einen Kostenübernahmeantrag entscheiden, wenn diese im Krankenhaus auf eine Cannabinoid-Therapie eingestellt wurden und die Therapie ambulant fortgeführt werden soll.

## Ist bei der Abgabe zwingend ein kindergesichertes Abgabegefäß notwendig?

Kindergesicherte Abgabegefäße sind auf dem Markt verfügbar. Außerdem sollten den betroffenen Patienten erklärt werden, dass die Cannabis-Droge nicht in Reichweite von Kindern oder Unbefugten zu lagern ist. Abgesehen davon ist jedoch der Konsum oder auch das bloße Kauen von Cannabis-Droge ohne ein vorheriges Erhitzen („Aktivierungsschritt") als tendenziell ungefährlich einzustufen, da im pflanzlichen Material selbst keine psychotropen Substanzen enthalten sind.

## Reicht ein Standard-THC-Test für die Überprüfung der Identität?

THC-Tests sind in sehr unterschiedlicher Form und mit sehr unterschiedlichem Zweck verfügbar. Kommerziell erhältliche Standard-THC-Tests sind in aller Regel für eine Prüfung auf vorherigen Konsum in Urin vorgesehen. Ebenfalls werden bereits seit längerer Zeit zur Identitätsprüfung reiner Dronabinol-Lösungen vorgesehene Tests angeboten. Im Gegensatz zu reinen Dronabinol-Lösungen stellen die Droge *Cannabis flos* bzw. deren Extrakte Vielstoffgemische dar. Seit kurzer Zeit finden sich auch für solche Stoffgemische validierte Teststreifen-Werkzeuge auf dem Markt. Vor dem Einsatz solcher Teststreifen ist selbstverständlich eine vom Hersteller vorgegebene Aufarbeitung zwingend notwendig. Für die tägliche Praxis ist in erster Linie wichtig, dass der jeweils eingesetzte Test immer für die gewünschte Fragestellung und die vorliegende Cannabis-Variante validiert ist.

## Ist Cannabidiol verschreibungspflichtig?

Cannabidiol ist seit Herbst 2016 in jeder Konzentration ohne Einschränkung ein verschreibungspflichtiger Wirkstoff, der aber nicht unter die Betäubungsmittelverschreibungsverordnung fällt.

# 9 Literatur

Adams, I. B. and Martin, B. R. (1996) 'Cannabis: pharmacology and toxicology in animals and humans', *Addiction (Abingdon, England)*. Blackwell Publishing Ltd, 91(11), pp. 1585–614. doi: 10.1046/j.1360-0443.1996.911115852.x.

Allan, G. M. *et al.* (2018) 'Systematic review of systematic reviews for medical cannabinoids: Pain, nausea and vomiting, spasticity, and harms.', *Canadian family physician Medecin de famille canadien*. College of Family Physicians of Canada, 64(2), pp. e78–e94. Available at: http://www.ncbi.nlm.nih.gov/pubmed/29449262 (Accessed: 11 April 2019).

Andreae, M. H. *et al.* (2015) 'Inhaled Cannabis for Chronic Neuropathic Pain: A Meta-analysis of Individual Patient Data', *The Journal of Pain*, 16(12), pp. 1221–1232. doi: 10.1016/j.jpain.2015.07.009.

Bie, B. *et al.* (2018) 'An overview of the cannabinoid type 2 receptor system and its therapeutic potential', *Current Opinion in Anaesthesiology*, 31(4), pp. 407–414. doi: 10.1097/ACO.0000000000000616.

Bisogno, T. *et al.* (2001) 'Molecular targets for cannabidiol and its synthetic analogues: effect on vanilloid VR1 receptors and on the cellular uptake and enzymatic hydrolysis of anandamide.', *British journal of pharmacology*. Wiley-Blackwell, 134(4), pp. 845–52. doi: 10.1038/sj.bjp.0704327.

Cooper, R. E. *et al.* (2017) 'Cannabinoids in attention-deficit/hyperactivity disorder: A randomised-controlled trial', *European Neuropsychopharmacology*, 27(8), pp. 795–808. doi: 10.1016/j.euroneuro.2017.05.005.

Curtis, A., Clarke, C. E. and Rickards, H. E. (2009) 'Cannabinoids for Tourette's Syndrome', in Curtis, A. (ed.) *Cochrane Database of Systematic Reviews*. Chichester, UK: John Wiley & Sons, Ltd. doi: 10.1002/14651858.CD006565.pub2.

Detyniecki, K. and Hirsch, L. J. (2016) 'Cannabidiol for epilepsy: trying to see through the haze', *The Lancet Neurology*, pp. 235–237. doi: 10.1016/S1474-4422(16)00002-8.

Devinsky, O. *et al.* (2016) 'Cannabidiol in patients with treatment-resistant epilepsy: an open-label interventional trial.', *The Lancet. Neurology*. Elsevier, 15(3), pp. 270–8. doi: 10.1016/S1474-4422(15)00379-8.

Fairbairn, J. W., Liebmann, J. A. and Rowan, M. G. (1976) 'The stability of cannabis and its preparations on storage.', *The Journal of pharmacy and pharmacology*, 28(1), pp. 1–7. Available at: http://www.ncbi.nlm.nih.gov/pubmed/6643 (Accessed: 28 September 2017).

Finnerup, N. B. *et al.* (2015) 'Pharmacotherapy for neuropathic pain in adults: a systematic review and meta-analysis.', *The Lancet. Neurology*. Elsevier, 14(2), pp. 162–73. doi: 10.1016/S1474-4422(14)70251-0.

Fitzcharles, M.-A. and Häuser, W. (2016) 'Cannabinoids in the Management of Musculoskeletal or Rheumatic Diseases', *Current Rheumatology Reports*. Springer US, 18(12), p. 76. doi: 10.1007/s11926-016-0625-5.

Gastmeier, K. et al. (2018) *Einsatz von Cannabisarzneimitteln in der Schmerz-und Palliativmedizin*. Available at: https://www.schmerzgesellschaft.de/fileadmin/2018/pdf/Einsatz_von_Cannabisarzneimitteln_in_der_Schmerz.pdf.

Gaston, T. E. and Friedman, D. (2017) 'Pharmacology of cannabinoids in the treatment of epilepsy', *Epilepsy and Behavior*, pp. 313–318. doi: 10.1016/j.yebeh.2016.11.016.

Häuser, W. *et al.* (2017) 'Cannabinoids in Pain Management and Palliative Medicine', *Deutsches Arzteblatt international*, 114(38), pp. 627–634. doi: 10.3238/arztebl.2017.0627.

Hayakawa, K. *et al.* (2008) 'Cannabidiol potentiates pharmacological effects of Δ9-tetrahydrocannabinol via CB1 receptor-dependent mechanism', *Brain Research*, 1188, pp. 157–164. doi: 10.1016/j.brainres.2007.09.090.

Hazekamp, A. (2018) 'The Trouble with CBD Oil', *Medical Cannabis and Cannabinoids*. Karger Publishers, 1(1), pp. 65–72. doi: 10.1159/000489287.

Höllein, L. (2016) 'Cannabinoide in der Therapie neuropathischer Schmerzen', *Pharmakon*, 4(3), pp. 234–242. Available at: http://www.ingentaconnect.com/contentone/govi/pmakon/2016/00000004/00000003/art00008 (Accessed: 28 September 2017).

Huestis, M. A. (2007) 'Human cannabinoid pharmacokinetics.', *Chemistry & biodiversity*. NIH Public Access, 4(8), pp. 1770–804. doi: 10.1002/cbdv.200790152.

Huestis, M. A., Henningfield, J. E. and Cone, E. J. (1992) 'Blood cannabinoids. i. absorption of thc and formation of 11-oh-thc and thccooh during and after smoking marijuana', *Journal of Analytical Toxicology*, 16(5), pp. 276–282. doi: 10.1093/jat/16.5.276.

Järbe, T. U. C. *et al.* (2012) 'AM2389, a high-affinity, in vivo potent CB1-receptor-selective cannabinergic ligand as evidenced by drug discrimination in rats and hypothermia testing in mice.', *Psychopharmacology*. NIH Public Access, 220(2), pp. 417–26. doi: 10.1007/s00213-011-2491-1.

Johansson, E. *et al.* (1988) 'Prolonged apparent half-life of delta 1-tetrahydrocannabinol in plasma of chronic marijuana users.', *The Journal of pharmacy and pharmacology*, 40(5), pp. 374–5. Available at: http://www.ncbi.nlm.nih.gov/pubmed/2899638 (Accessed: 4 October 2017).

Jung, J. *et al.* (2009) 'Studies on the metabolism of the Δ9-tetrahydrocannabinol precursor Δ9-tetrahydrocannabinolic acid A (Δ9-THCA-A) in rat using LC-MS/MS, LC-QTOF MS and GC-MS techniques', *Journal of Mass Spectrometry*, 44(10), pp. 1423–1433. doi: 10.1002/jms.1624.

Karschner, E. L. *et al.* (2011) 'Plasma cannabinoid pharmacokinetics following controlled oral delta9-tetrahydrocannabinol and oromucosal cannabis extract administration.', *Clinical chemistry*. NIH Public Access, 57(1), pp. 66–75. doi: 10.1373/clinchem.2010.152439.

Lindholst, C. (2010) 'Long term stability of cannabis resin and cannabis extracts', *Australian Journal of Forensic Sciences*. Taylor & Francis , 42(3), pp. 181–190. doi: 10.1080/00450610903258144.

Lutge, E. E., Gray, A. and Siegfried, N. (2013) 'The medical use of cannabis for reducing morbidity and mortality in patients with HIV/AIDS', in Lutge, E. E. (ed.) *Cochrane Database of Systematic Reviews*. Chichester, UK: John Wiley & Sons, Ltd. doi: 10.1002/14651858.CD005175.pub3.

Maccarrone, M. *et al.* (2015) 'Endocannabinoid signaling at the periphery: 50 years after THC', *Trends in Pharmacological Sciences*, 36(5), pp. 277–296. doi: 10.1016/j.tips.2015.02.008.

Maejima, T. *et al.* (2001) 'Presynaptic inhibition caused by retrograde signal from metabotropic glutamate to cannabinoid receptors.', *Neuron*, 31(3), pp. 463–75. Available at: http://www.ncbi.nlm.nih.gov/pubmed/11516402 (Accessed: 28 September 2017).

Matsuda, L. A. *et al.* (1990) 'Structure of a cannabinoid receptor and functional expression of the cloned cDNA', *Nature*, 346(6284), pp. 561–564. doi: 10.1038/346561a0.

McBurney, L. J., Bobbie, B. A. and Sepp, L. A. (1986) 'GC/MS and EMIT analyses for Δ9-tetrahydrocannabinol metabolites in plasma and urine of human subjects', *Journal of Analytical Toxicology*, 10(2), pp. 56–64. doi: 10.1093/jat/10.2.56.

Mechoulam, R. *et al.* (2007) 'Cannabidiol – Recent Advances', *Chemistry & Biodiversity*, 4(8), pp. 1678–1692. doi: 10.1002/cbdv.200790147.

Müller-Vahl, K. R. *et al.* (2002) 'Treatment of Tourette's Syndrome with Δ9-Tetrahydrocannabinol (THC): A Randomized Crossover Trial', *Pharmacopsychiatry*. © Georg Thieme Verlag Stuttgart · New York, 35(2), pp. 57–61. doi: 10.1055/s-2002-25028.

Müller-Vahl, K. R. *et al.* (2003) 'Delta-9-tetrahydrocannabinol (THC) is effective in the treatment of tics in Tourette syndrome: A 6-week randomized trial', *Journal of Clinical Psychiatry*. Physicians Postgraduate Press, Inc., 64(4), pp. 459–465. doi: 10.4088/JCP.v64n0417.

Munro, S., Thomas, K. L. and Abu-Shaar, M. (1993) 'Molecular characterization of a peripheral receptor for cannabinoids', *Nature*, 365(6441), pp. 61–65. doi: 10.1038/365061a0.

Novotna, A. *et al.* (2011) 'A randomized, double-blind, placebo-controlled, parallel-group, enriched-design study of nabiximols* (Sativex ®), as add-on therapy, in subjects with refractory spasticity caused by multiple sclerosis', *European Journal of Neurology*. Blackwell Publishing Ltd, 18(9), pp. 1122–1131. doi: 10.1111/j.1468-1331.2010.03328.x.

Parker, L. A., Rock, E. M. and Limebeer, C. L. (2011) 'Regulation of nausea and vomiting by cannabinoids', *British Journal of Pharmacology*, 163(7), pp. 1411–1422. doi: 10.1111/j.1476-5381.2010.01176.x.

Pavlovic, R. *et al.* (2018) 'Quality Traits of „Cannabidiol Oils": Cannabinoids Content, Terpene Fingerprint and Oxidation Stability of European Commercially Available Preparations', *Molecules*. Multidisciplinary Digital Publishing Institute, 23(5), p. 1230. doi: 10.3390/molecules23051230.

Pertwee, R. G. (2008) 'The diverse CB 1 and CB 2 receptor pharmacology of three plant cannabinoids: Δ 9-tetrahydrocannabinol, cannabidiol and Δ 9-tetrahydrocannabivarin', *British Journal of Pharmacology*. Wiley-Blackwell, pp. 199–215. doi: 10.1038/sj.bjp.0707442.

Petzke, F., Enax-Krumova, E. K. and Häuser, W. (2016) 'Wirksamkeit, Verträglichkeit und Sicherheit von Cannabinoiden bei neuropathischen Schmerzsyndromen', *Der Schmerz*, 30(1), pp. 62–88. doi: 10.1007/s00482-015-0089-y.

Porter, B. E. and Jacobson, C. (2013) 'Report of a parent survey of cannabidiol-enriched cannabis use in pediatric treatment-resistant epilepsy.', *Epilepsy & behavior : E&B*. NIH Public Access, 29(3), pp. 574–7. doi: 10.1016/j.yebeh.2013.08.037.

Russo, E. B. (2006) 'The Role of Cannabis and Cannabinoids in Pain Management', in Mark V. Boswell and B. Eliot Cole (ed.) *Weiner's Pain Management: A Practical Guide for Clinicians*. CRC Press, pp. 823–844. doi: 10.1201/b14253-63.

Russo, E. B. (2016) 'Current Therapeutic Cannabis Controversies and Clinical Trial Design Issues.', *Frontiers in pharmacology*. Frontiers Media SA, 7, p. 309. doi: 10.3389/fphar.2016.00309.

Sekar, K. and Pack, A. (2019) 'Epidiolex as adjunct therapy for treatment of refractory epilepsy: a comprehensive review with a focus on adverse effects', *F1000Research*, 8, p. 234. doi: 10.12688/f1000research.16515.1.

Staton, P. C. *et al.* (2008) 'The putative cannabinoid receptor GPR55 plays a role in mechanical hyperalgesia associated with inflammatory and neuropathic pain', *Pain*, 139(1), pp. 225–236. doi: 10.1016/j.pain.2008.04.006.

Stott, C. G. *et al.* (2013) 'A phase I study to assess the single and multiple dose pharmacokinetics of THC/CBD oromucosal spray', *European Journal of Clinical Pharmacology*. Springer-Verlag, 69(5), pp. 1135–1147. doi: 10.1007/s00228-012-1441-0.

Tafelski, S., Häuser, W. and Schäfer, M. (2016) 'Efficacy, tolerability, and safety of cannabinoids for chemotherapy-induced nausea and vomiting—a systematic review of systematic reviews', *Der Schmerz*. Springer Berlin Heidelberg, 30(1), pp. 14–24. doi: 10.1007/s00482-015-0092-3.

Timpone, J. G. *et al.* (1997) 'The safety and pharmacokinetics of single-agent and combination therapy with megestrol acetate and dronabinol for the treatment of HIV wasting syndrome. The DATRI 004 Study Group. Division of AIDS Treatment Research Initiative.', *AIDS research and human retroviruses*, 13(4), pp. 305–15. doi: 10.1089/aid.1997.13.305.

Trofin, I. G. *et al.* (2012) 'The influence of long-term storage conditions on the stability of cannabinoids derived from cannabis resin', *Revista de Chimie*, 63(4), pp. 422–427. Available at: http://www.academia.edu/download/31136346/TROFIN_I_4_12.pdf (Accessed: 23 September 2019).

Tsang, C. C. and Giudice, M. G. (2016) 'Nabilone for the Management of Pain', *Pharmacotherapy: The Journal of Human Pharmacology and Drug Therapy*, 36(3), pp. 273–286. doi: 10.1002/phar.1709.

White, C. M. (2019) 'A Review of Human Studies Assessing Cannabidiol's (CBD) Therapeutic Actions and Potential', *Journal of Clinical Pharmacology*. John Wiley & Sons, Ltd. doi: 10.1002/jcph.1387.

Whiting, P. F. *et al.* (2015) 'Cannabinoids for Medical Use', *JAMA*. American Medical Association, 313(24), p. 2456. doi: 10.1001/jama.2015.6358.

Wilson, R. I. and Nicoll, R. A. (2001) 'Endogenous cannabinoids mediate retrograde signalling at hippocampal synapses.', *Nature*, 410(6828), pp. 588–592. doi: 10.1038/35069076.

Zamengo, L. *et al.* (2019) 'The role of time and storage conditions on the composition of hashish and marijuana samples: A four-year study', *Forensic Science International*, 298, pp. 131–137. doi: 10.1016/j.forsciint.2019.02.058.

# Stichwortverzeichnis